LE MÉDECIN

DES VILLES ET DES CAMPAGNES

PRIX : 50 CENT.

LE MÉDECIN

DES

VILLES ET DES CAMPAGNES

RÉPERTOIRE DE MÉDECINE PRATIQUE

A l'usage de tout le monde

EXTRAIT DES ŒUVRES DU DOCTEUR ANDERSON

PRÉCÉDÉ

D'UN PETIT TRAITÉ D'HYGIÈNE

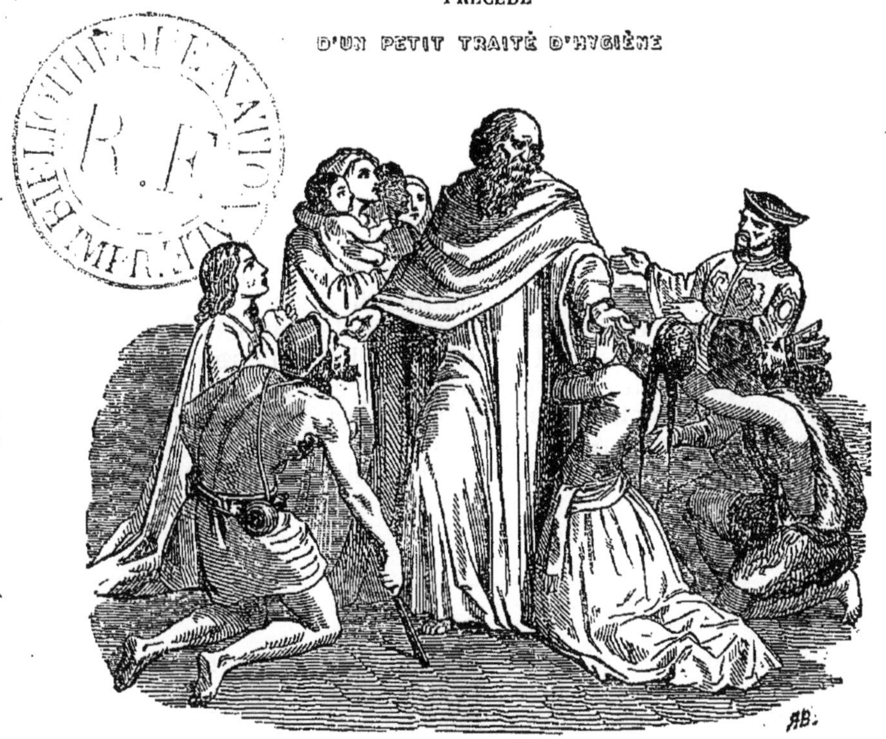

PARIS

Chez C. COLLAS, successeur de MM. Lebrun et Renault,

RUE DAUPHINE, Nº 8, ANCIEN Nº 10

1850

PETIT TRAITÉ

D'HYGIÈNE

DU MÉDECIN

DES VILLES ET DES CAMPAGNES.

L'observation des règles de l'hygiène étant le meilleur moyen d'entretenir la santé et de prévenir les maladies, nous croyons utile de rappeler au lecteur ce qui peut lui être nuisible dans les aliments, les boissons dont il fait usage, l'air qu'il respire, les vêtements qu'il porte, dans l'exercice auquel il se livre, enfin, dans ses rapports plus ou moins directs avec les objets qui l'entourent. Nous rangerons dans un ordre alphabétique les principaux chapitres de cette courte notice, afin que l'on puisse la consulter avec facilité.

Air. — L'air dans lequel nous sommes continuellement plongés, est un fluide essentiellement nécessaire à l'entretien de la vie. On doit veiller avec le plus grand soin à ce qu'il reste pur et suffisamment renouvelé autour de nous, pour que nos poumons, dans lesquels il pénètre, puissent y puiser l'oxigène qui est destiné à entretenir les bonnes qualités de notre sang. Si cet air est chargé de miasmes délétères, il introduira peu à peu dans nos organes les miasmes qui agiront à la manière d'un poison.

En voici un exemple qu'on observe tous les jours dans les contrées marécageuses : en Sologne surtout, les émanations des eaux croupissantes infectent l'air; il en résulte des maladies diverses, mais principalement des fièvres intermittentes qui guérissent bien difficilement tant qu'on n'est pas placé dans une localité plus saine. Dans toutes les grandes réunions où l'on n'établit pas de courant qui apporte du dehors l'air frais et renouvelé, on éprouve des malaises, des pesanteurs de tête, des congestions sanguines, parce que la respiration des personnes agglomérées a vicié l'air, qui, dès lors, ne contient plus une assez grande quantité d'oxigène. Il en est de même dans les rues sales et étroites, dans les pièces fermées où l'on brûle du charbon, dans celles où l'on tient des fleurs pendant la nuit, dans les voiries où les matières animales sont en putréfaction, dans les celliers où l'on fait fermenter des raisins, des fruits ou d'autres substances végétales. L'altération de l'air peut être portée assez loin pour causer l'asphyxie et par suite la mort.

Nous conseillons d'ouvrir chaque jour les fenêtres de l'appartement qu'on habite, d'y établir un courant qui emportera les exhalaisons malsaines, de ne pas coucher dans des chambres trop petites, trop basses ou trop hermétiquement closes, de ne point brûler, dans la chambre sans cheminée ou dans un fourneau sans tuyau, du charbon ou du poussier.

Aliments. — La qualité des aliments que nous prenons, leur quantité et la régularité des repas ont une grande influence sur l'organisation tout entière; le régime animal, celui qui se compose à peu près inclusivement de viandes fraîches ou salées, de poisson, de lait, de fromage et d'œuf est le plus substantiel. Sous un moindre volume, il fournit une alimentation très-réparatrice. Mais s'il est exclusif, il finit par fatiguer les organes; la consommation restant la même, les résultats définitifs de la nutrition diminuent et les fonctions digestives finissent par se troubler. Il est donc utile d'associer, autant que possible, les légumes frais ou conservés, herbacés ou féculents, et les fruits à notre régime.

Parmi les viandes les plus faciles à digérer, se placent les viandes noires telles que celles du mouton, du bœuf et du gibier. Le porc, si l'usage en est longtemps continué, dispose aux affections de la peau, soit à raison d'une qualité spéciale de la chair, soit peut-être plutôt à cause de la saumure, dans laquelle on le conserve. La charcuterie de Paris livre à la consommation des porcs engraissés avec de la viande provenant des équarissoirs. Nous pensons qu'en détournant de la vie végétale à la-quelle étaient destinés les voraces animaux, on rend leur chair malsaine ; et, sans avoir de preuve à l'appui de notre opinion, nous donnons la préférence aux porcs engraissés avec des grains, des légumes et du gland : leur saveur est bien préféra-ble, et ces animaux sont moins sujets à la ladrerie, maladie dégoûtante qui peut avoir de funestes conséquences pour la santé des individus qui consomment une chair ainsi altérée.

Les poissons d'eau douce sont tous, sauf très-peu d'exceptions, d'une digestion facile. Il n'en est pas de même du poisson de mer ; ceux dont la chair est fibreuse et coriace ne conviennent qu'aux bons estomacs. Certains coquillages, tels que les moules, provoquent souvent des éruptions cutanées, auxquelles on donne le nom d'*urticaire*, parce que les plaques blanches et un peu élevées, irrégulières et ordinairement entourées d'un petit cercle rouge, qui se développent spontanément sur la peau, ont quelque ressemblance avec le gonflement de l'épiderme qui suit le contact des orties ; il est prudent de ne manger ces coquilla-ges qu'avec réserve, surtout dans la saison chaude, comprise entre les premiers jours de l'été et la fin de l'automne. On at-tribue généralement cette certication morbide à la présence d'un petit crabe caché dans la coquille du molusque où il vit en pa-rasite. C'est une sorte d'empoisonnement qui détermine une irritation des voies digestives dont l'urticaire est la consé-quence.

L'abstinence trop prolongée débilite l'estomac et le prédispose aux affections aiguës ou chroniques, tout aussi bien que l'abus des aliments. La plupart des maux d'estomac dépendent de l'ir-régularité des repas, de l'intervalle trop long qui les sépare ou de leur insuffisance relative dans l'état de santé habituelle ; il convient de prendre trois fois par jour des aliments : le matin, le potage, le lait, les œufs, des fruits ou du fromage, peuvent ordinairement suffire ; dans le milieu du jour, un plat de viande ou de légume et quelques autres aliments légers constituent ce qu'on nomme le second déjeuner ; enfin, le dîner est plus subs-tantiel et ne doit pas être pris trop tard, car pendant le som-meil la digestion pourrait être pénible. L'usage habituel des ha-bitants des villes, et de ceux de Paris surtout, est de prendre le matin, à jeun, du café au lait, qui forme seul le premier déjeu-ner. Nous affirmons que c'est une habitude funeste. Le café au lait trouble le plus souvent les fonctions digestives ; pour les femmes, pour les jeunes filles surtout, il a le grave inconvénient de provoquer, presque sans exception, des pertes blanches. Si l'on prend le café au lait comme supplément à une autre alimen-tation, ses mauvais effets sont atténués, mais il n'est jamais entièrement innocent. Le café noir, ou l'infusion de café préparé à l'eau, loin de nuire à la digestion, la facilite au contraire. Elle est tonique et légèrement stimulante. Les personnes très-excitables et nerveuses doivent s'en abstenir.

Bains. — L'usage des bains n'est pas encore aussi généralement apprécié qu'il le mérite. C'est un des moyens les plus utiles pour entretenir la peau dans l'état de souplesse, de propreté et de perméabilité qui sont indispensables pour l'exercice régulier de nos fonctions.

Notre peau ne sert pas seulement d'enveloppe protectrice à nos organes, elle remplit des fonctions importantes, en servant à rejeter au dehors, par la trâspiration sensible ou insensible des fluides qui deviendraient nuisibles s'ils n'étaient par éliminés et qui sont fort abondants. Il faut donc tenir nos pores bien ouverts, enlever les matières grasses et visqueuses que la sueur dépose à leur orifice, amollir et déterger les petites écailles qui entrent dans la composition de notre épiderme. Les bains tièdes remplissent à merveilles ces diverses conditions. Leur température doit être d'environ 27 à 30 degrés centigrades ou réglée selon la sensibilité de la peau, selon l'habitude contractée. Cette température est convenable si l'on n'y éprouve ni frisson, ni chaleur incommode. Leur durée doit être d'à peu près une heure, suivie, autant que possible, d'un peu de repos au lit. Ils doivent être pris avant le repas ou longtemps après. On peut, sans inconvénient, prendre pendant le bain même, quelque aliment léger. En sortant il faut s'essuyer promptement, avec la précaution de ne pas se refroidir et de se vêtir un peu plus chaudement que de coutume. Il est bon de prendre deux bains tous les mois; un au moins est indispensable, s'il n'est contre-indiqué par un état de maladie que le médecin peut apprécier.

Les *bains froids* sont toniques et affermissent la santé de ceux qui les prennent sans excès dans la saison favorable, dans une eau pure et courante, loin des bords fangeux. L'exercice de la natation favorise leur effet utile. Ils troublent gravement la digestion et peuvent devenir mortels, si le repas a été trop copieux ou pris peu d'instants avant l'immersion.

Les bains locaux sont fort employés comme soins de propreté, et sont d'une utilité incontestable. Les lotions des mains, de la figure, des aisselles, et des parties secrètes du corps, doivent être faites soir et matin ou tout au moins une fois par jour. Nous conseillons de ne faire usage, pour ces soins journaliers, que d'eau froide. Car, même dans la saison rigoureuse, ce contact n'a rien de nuisible, s'il n'est pas trop prolongé, et il a le très-grand avantage de soustraire les personnes qui s'y sont accoutumées, aux rhumes et aux autres affections catarrhales, que le froid humide amène souvent à sa suite. L'habitude, ici comme ailleurs, émousse la susceptibilité et donne une sorte d'immunité que nous avons constatée dans mille circonstances.

Les *injections* doivent être prises également à une température très-basse, et n'ont aucun inconvénient, si l'usage que nous conseillons est journalier pendant les intervalles qui séparent les époques de la menstruation.

Boissons.—Disons d'abord qu'elles ne doivent pas être trop froides parce qu'elles peuvent donner lieu à de graves accidents, si le corps était en sueur. L'eau coupée avec du vin, dans la proportion de moitié chaque ou d'un tiers seulement de vin, est la boisson la plus convenable pendant le repas. Cependant quand on a l'habitude de boire de l'eau pure et qu'on la digère bien, on aurait grand tort d'y renoncer ; c'est le breuvage le plus sain, celui qui, par la nature, nous était destiné comme aux autres animaux de la création. La bière peut, sans inconvénient, remplacer l'eau rougie ; elle tient, de son amertume, des qualités toniques qu'on peut utiliser dans certains cas. Le cidre, fort en usage dans quelques contrées, telles que la Normandie, la Picardie, est moins innocent : il est plus alcoolique et contient, en outre, un principe mucoso-sucré qui dispose les personnes qui en usent sans ménagement aux dérangements des voies digestives. Pour la bière comme pour le cidre, il faut avoir la précaution de les choisir de bonne qualité et suffisamment fermentés.

L'eau gazeuse, avec laquelle on coupe la vin au repas, facilite la digestion en raison du gaz acide carbonique qu'elle introduit dans l'estomac. Mais il en est de ce stimulant comme de tous les autres, comme des épices et des liqueurs, leur usage peut n'être pas nuisible s'il est momentané ; l'habitude peut également le rendre innocent, mais l'abstinence en est encore préférable et nous la conseillons.

Le thé au lait, s'il est pris en grande quantité, soit à jeun, soit longtemps après le repas, a les mêmes inconvénients que nous reprochons au café dans les mêmes circonstances. Les Anglais, qui en font un grand usage, ont l'habitude de le *corriger* en lui associant d'énormes tartines de pain beurré, des épices et des vins généreux. Malgré cela les dames anglaises n'en sont pas moins affectées de pertes blanches que les dames françaises.

Les liqueurs alcooliques, dont il est bon de s'abstenir habituellement, deviennent dangereuses si l'on en abuse. Elles le sont toujours lorsqu'elles sont prises hors des repas. Beaucoup d'ouvriers boivent, le matin à jeun, de l'eau-de-vie plus ou moins frelatée ; mis en contact direct avec l'estomac, sans que son mélange avec des aliments ou d'autres boissons en tempère la qualité irritante, l'alcool produit sur cet organe un effet délétère ; il agit surtout sur le pilor qu'il resserre et le dispose aux maladies les plus sérieuses.

Chaussure. — La première condition d'une chaussure est de ne pas gêner la marche et de garantir du froid et de l'humidité. Si le soulier est trop étroit, il déforme, non-seulement les orteils, mais encore la jambe, en l'exposant aux varices. Il produit des cors, des durillons, des exostoses, etc..... Il rend la marche pénible et disgracieuse. La semelle des chaussures doit être assez épaisse pour nous bien isoler des corps étrangers et nous mettre à l'abri du froid humide ; mais elle doit être en même temps assez souple pour que les mouvements de flexion du pied puissent s'exécuter librement. L'emploi des sabots est, à la campagne, la meilleure chaussure, si l'on en excepte les souliers de caoutchouc vulcanisés, que l'on place en guise de claques sur d'autres souliers larges et bien assouplis. Les semelles de liége, que l'on cache quelquefois entre les semelles de cuir, sont fort utiles. Les claques et même les socques ont aussi l'avantage de protéger le pied contre le froid et l'humidité, mais ils rendent la marche un peu fatiguante. Par suite d'une mode ridicule et incommode, ou dans le but d'agrandir une taille dont on est mécontent, on élève souvent beaucoup trop les talons des bottes ou des souliers ; la déformation des pieds, la diminution du mollet et de faciles entorses, en sont la conséquence ; les talons bas sont les mieux appropriés à la facilité de la marche, à la sécurité, à l'élégante conformation du pied et de la jambe.

Coiffure. — Les soins de la tête ont pour but la propreté, la conservation de la chevelure et la santé. L'usage du peigne fin, des lotions faites avec prudence, sont indispensables pour enlever la poussière et les impuretés qui s'accumulent sur le cuir chevelu. Chez les enfants, il importe de détruire promptement les insectes parasites qui s'y développent et s'y propagent avec une rapidité inconcevable. L'emploi d'une très-petite quantité de pommade mercurielle (onguent gris) est le meilleur moyen pour faire périr ou éloigner les poux ; on l'emploie à la dose d'un demi-gramme, le soir en couchant l'enfant, et tenant le tête recouverte d'un bonnet. Au bout de quelques jours on recommence, afin que les insectes qui ont pu éclore depuis la première application soient, à leur tour, atteints et détruits. A la campagne, on regarde comme une condition de santé la présence de ces poux. C'est une très-grande erreur ; ces petits animaux sont aussi nuisibles qu'ils sont dégoûtants. Il en est de même des croûtes qui couvrent le tête des enfants, et qui leur forment une sorte de calotte brune et fétide. On doit les en débarrasser en brossant fréquemment leurs cheveux avec une brosse de chiendent, et en amollissant cette crasse avec du beurre bien frais ou de la pommade aux concombres, ou mieux encore, avec du *Baume Chiron.*

Les cheveux doivent être coupés à peu près tous les mois, soit qu'on les porte courts, soit qu'on les laisse croître dans tout leur développement. Dans ce dernier cas, on en retranche seulement quelques centimètres, une ou deux fois par mois. On leur conserve ainsi plus long-temps leur fraîcheur et leur force. L'usage des pommades n'est nuisible que si l'on en abuse. Quand la tête se dépouille, on peut, sans inconvénient, porter de faux cheveux. Cependant, nous croyons que les personnes chauves, qui ne sont point incommodées par le froid, font bien de ne pas s'astreindre à l'ennui d'une perruque.

La teinture des cheveux, qu'ils soient roux ou blanchis, n'est pas sans danger ; la plupart, pour ne pas dire toutes les préparations, qui sont vendues comme inoffensives, sont fort nuisibles. Nous connaissons un grand nombre d'accidents, tels que migraine, cécité, surdité, érésipèle, etc..., qui n'ont pas d'autres causes que l'emploi de ces eaux, poudres ou teintures, décorées des noms les plus pompeux.

La barbe, si on la porte longue, exige, comme la chevelure, de grands soins de propreté. Beaucoup de mentons touffus que l'on admire recèlent des dartres dégoûtantes, qui guériraient facilement s'ils étaient rasés ou lavés à grand eau tous les jours.

Coucher. — De tous les meubles qui composent une habitation, le lit est celui qui mérite le plus d'attention ; c'est presque un vêtement. C'est l'asile de l'enfant, du malade, de l'infirme ; c'est le lieu du repos où l'homme sain et fort passe à peu près la moitié de sa vie. Si la plus grande propreté, la surveillance la plus attentive n'assainissent pas les diverses parties qui composent la couche, les matelas, le sommier, le lit de plume, ces substances, à raison même de leur nature animale, de leur perméabilité, absorberont, et la sueur et les exhalaisons malsaines de notre corps, elles y fermenteront et deviendront pour nous des causes très-réelles et trop méconnues de maladies sérieuses. Le plus souvent le lit est placé dans l'endroit le plus obscur, le plus reculé, le moins aéré de l'appartement. La laine, la plume, dont il se compose, n'est ni lavée, ni renouvelée, ni battue, pour la nettoyer des souillures qui l'infectent. Aussi, en entrant dans la chambre à coucher, on est souvent saisi par une odeur nauséabonde de tous les miasmes qui en émanent, pénètrent nos pores pendant le sommeil. Il serait nécessaire de faire épurer complétement toute la literie une fois au moins chaque année, de laisser tous les jours la couche exposée pendant quelques heures à un courant d'air, de battre souvent les couvertures, les matelas et le lit de plume. Le renouvellement des draps devrait se faire au moins deux fois par mois, et plus souvent chez les personnes qui transpirent beaucoup. L'usage de l'oreiller n'est pas en général salutaire, il porte trop le sang à la tête. Il est nuisible de coucher sur la plume. L'emploi des sommiers élastiques mérite d'être encouragé ; c'est un coucher sain, économique et fort agréable. Un léger matelas peut suffire, si le sommier est bien établi.

On doit, autant que possible, s'habituer à coucher tantôt sur le dos, tantôt sur l'un et l'autre coté, et dans la position bien horizontale, la tête étant seule un peu élevée, il est des personnes qui mettent volontiers la tête dans le lit. Les enfants ont très-fréquemment cette mauvaise habitude qu'ils prennent le plus souvent par frayeur. Elle est des plus funestes, en respirant un air altéré et insuffisant, on vicie le sang, on altère toute l'économie, et l'on arrive presque infailliblement aux scrofules et souvent à la phthisie pulmonaire.

Le berceau de l'enfant exige les plus grands soins de propreté. La zostère, plante marine lavée et desséchée, qui a l'avantage de ne pas se laisser pénétrer par l'urine, donne de bons sommiers pour ces petits lits. Il faut éviter de bercer, car le bercement est une coutume qui a des inconvénients sérieux; il dispose aux congestions de la tête, à l'imbécillité et aux convulsions.

Dents. — Pour conserver aux dents leur éclat et les maintenir saines, il est utile de les nettoyer chaque jour, matin et soir, soit en se rinçant la bouche avec de l'eau fraîche, soit en les frottant doucement, de haut en bas, avec une petite brosse humectée d'eau qu'on aromatise au besoin. Rarement l'usage des poudres, dites dentifrices, est indispensable. Cependant on peut y recourir quand les dents sont salies par un enduit verdâtre ou par l'accumulation des sels calcaires connus sous le nom de *tartre.*Dans ce cas, il faut choisir une poudre impalpable préparée avec de la ponce et du corail ou d'autres substances inoffensives. Les elixirs, quand ils sont de bonnes qualités et suffisamment étendus d'eau, raffermissent les gencives et conservent à l'haleine sa pureté que la négligence, dans les soins de propreté, compromet toujours.

Exercice. — Quand il est pris dans de justes limites, c'est un des meilleurs moyens d'entretenir tous nos organes dans les conditions les plus favorables à leurs fonctions diverses. L'état sédentaire dispose à beaucoup d'incommodités ou de maladies. La chasse, avec ses fatigues, ne convient, en général, qu'aux hommes jeunes et vigoureux. La danse est une excellente gymnastique, mais qui a, comme toutes les bonnes choses, ses inconvénients, si l'on s'écarte des règles de la prudence. Pour les femmes surtout dont la mode découvre les épaules, il est nécessaire de prendre les plus minutieuses précautions en quittant la salle de bal afin d'éviter les brusques transitions de température. Les boissons glacées sont en général prises avec trop d'avidité ; l'air est trop peu renouvelé dans ces salles que l'encombrement des invités, les fleurs et l'éclairage altèrent et raréfient. La natation et la gymnastique, proprement dite, développent à un haut degré les forces musculaires et donnent aux mouvements de l'aisance et de la souplesse. Il est bon de s'y livrer avec réserve et de prendre toujours, quelque habile et vigoureux qu'on se suppose, les soins les plus attentifs pour éviter les accidents.

Le travail manuel rentre dans l'exercice. Il est salutaire, s'il n'est pas trop uniforme ou poussé jusqu'à l'épuisement des forces. Il faut, autant que possible, s'habituer à ne pas se servir exclusivement du même membre, et à varier les attitudes que la profession rend les plus habituelles. Sans cette précaution, il peut en résulter la déformation du corps ou la prédominance exagérée de certaines parties du corps aux dépens des autres. *Les frictions* et *le massage* se rattachent aussi à l'exercice. Elles répartissent dans la peau et dans les muscles, le sang, les fluides, l'action nerveuse et l'électricité avec abondance et régularité. Elles facilitent la perspiration cutanée dont la suppression est toujours dangereuse.

Ongles. — Nous avons peu de choses à dire au sujet des ongles, dont les soins principaux consistent dans l'usage quotidien d'une brosse mouillée d'eau savonneuse. La manière dont on les coupe n'est pas indifférente. Ils sont destinés à protéger l'extrémité libre et palpeuse de nos doigts. Pour qu'ils remplissent bien cet office, il convient de les rogner au niveau de ces extrémités. Les ongles trop longs sont difficiles à entretenir bien propres et sont très-sujets à se casser, en s'accrochant aux objets qu'ils rencontrent. Ceux qui sont trop courts sont disgracieux et incommodes. Il s'élève souvent vers la base et les angles des ongles de petites lanières de peau qui adhèrent par leurs bases et auxquelles on donne mal à propos le nom d'*envies*. Cela se voit souvent chez les enfants malpropres ou chez les personnes qui se livrent à des travaux manuels capables d'irriter l'extrémité des doigts. Il ne faut pas arracher ces lanières ; il pourrait en résulter d'abord une cuisson vive, puis une inflammation de la peau voisine et même un panari. Il faut se borner à les couper avec soin près de leur base. Une habitude bien dégoûtante, et qui altère les qualités de l'ongle en le ramolissant sans nécessité, est celle qui consiste à les ronger avec les dents ; elle est assez commune parmi les enfants ou les oisifs ; on les corrige en général en trempant les doigts dans des substances amères ou répugnantes.

Tabac. — Les hommes de bonne compagnie devraient s'abstenir de fumer. Cependant la mode du cigare s'est répandue depuis longtemps, et le nombre est grand des individus de tous les rangs, de tous les âges qui, par distraction, par plaisir, désœuvrement ou imitation, aspirent l'acre parfum de la pipe ou du cigare ; sans être entièrement innocent, cet usage (à moins d'excès) n'est pas nuisible. Mais souvent on fume des tabacs altérés, falsifiés avec du nitrate de potasse qui a pour but de permettre la combustion d'une feuille imprégnée d'eau, mal desséchée, et qu'une fermentation putride a quelquefois avariée. La séorétion trop abondante de la salive trouble souvent la digestion, dessèche la gorge et peut donner lieu, de même que le contact irritant de la fumée, à une altération souvent grave des glandes amygdales, du larynx et consécutivement à la toux. Les dents sont souvent salies et même gâtées par l'usage immodéré de la pipe et du cigare. Cet inconvénient est plus marqué chez les fumeurs qui, au lieu de se rincer la bouche avec soin et de brosser leurs dents, se contentent de masquer l'odeur de la fumée par des préparations aromatiques vendues à cet usage.

Le *cachou* convenablement préparé, celui de *Collini de Bologne*, par exemple, peut avec avantage être employé pour purifier la bouche et rafermir les gencives après toutefois s'être nettoyé avec de l'eau fraîche. Le contact prolongé du tuyau de la pipe, surtout s'il est en terre, en porcelaine ou en émail, ronge souvent les dents entre lesquelles il est saisi. Nous conseillons aux fumeurs d'adopter une embouchure large, plate, en substance moins dure que la dent, telles que la corne, l'ivoire, l'ambre ou le caoutchouc vulcanisé, et aussi de changer souvent de place cette embouchure. Les longs tuyaux, dans lesquels la fumée a le temps de se refroidir, sont préférables à ceux qui laissent arriver à la bouche une fumée trop chaude. Le nargilhé est sans contredit la pipe la meilleure, parce que la fumée, traversant une nape d'eau, s'y lave, s'y dépouille de son calorique et de ses principes les plus irritants.

Le tabac à priser devrait être réservé pour les personnes qui ont besoin de produire dans leurs narines une irritation faible et permanente. Mais son usage s'est généralisé, et la tabatière est aujourd'hui entre toutes les mains. Réglons donc son emploi puisque nous serions impuissants à le proscrire. Si l'on en abuse, il produit l'affaiblissement de la mémoire. Il la stimule momentanément; mais cette stimulation répétée en amène souvent l'énervation progressive. Il atténue et abolit dans bien des cas le sens de l'odorat. Il n'est pas rare de trouver des parcelles de tabac entraînées dans les voies respiratoires assez avant pour déterminer une irritation chronique dont souvent on cherche vainement ailleurs la cause. Nous donnons le conseil de choisir le tabac le moins fin, le plus humide et le moins excitant, et d'en user avec sobriété.

Le tabac mâché (la chique) a tous les inconvénients d'un poison lent; il narcotise l'estomac, anéantit graduellement les fonctions intellectuelles. Efforçons-nous d'en déshabituer nos pauvres ouvriers.

Vêtements. — Nous terminons, par quelques mots sur les vêtements, cette courte Notice. Ils doivent être faits de manière à laisser à nos mouvements toute la liberté dont ils ont besoin, et à protéger notre corps contre les intempéries des saisons. Les vêtements de laine sont préférables en général, parce qu'ils sont mauvais conducteurs caloriques; le chapeau doit être léger et ne pas comprimer la tête; il est bon de s'habituer à le quitter souvent, afin d'être moins exposé à des refroidissements quand les circonstances exigent que la tête reste découverte. La cravate doit être souple et peu serrée, sous peine de produire une congestion du côté du cerveau. L'emploi des jarretières est nuisible si on les tient serrées. Elles produisent alors des varices, déforment la jambe et le pied, et peuvent être avantageusement remplacées par des cordons suspenseurs fixés à des bretelles ou à la ceinture, et s'attachant aux bas. Si les femmes savaient ce qu'elles perdent de grâce et de santé, de fraîcheur et de bonne humeur en se condamnant au supplice d'un corset trop dur ou trop serré, la mode absurde des tailles à prendre entre dix doigts aurait bientôt disparu.

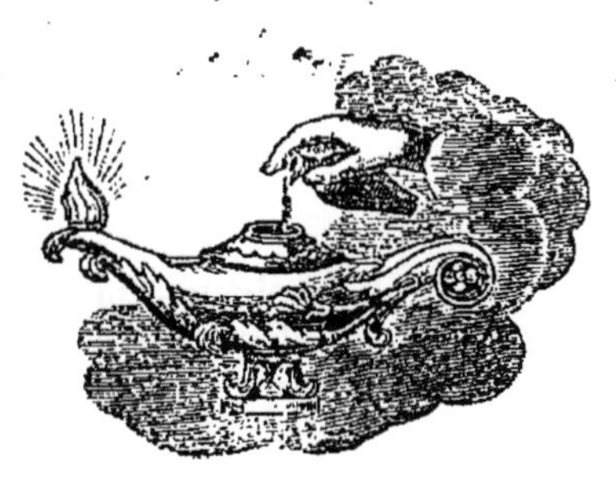

LE MÉDECIN

DES

VILLES ET DES CAMPAGNES.

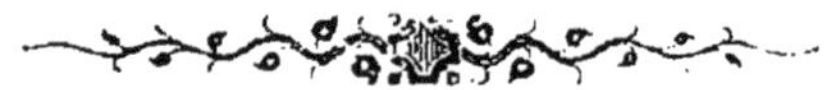

A

Abcès. — Il y a des abcès chauds (phlegmon), froids (abcès glandulaires, scrophuleux), et des abcès par congestion. Ceux-ci résultent généralement de la carie et de la nécrose (mortification) d'un os plus ou moins éloigné.

Les abcès chauds donnent lieu à une tumeur légèrement conique, à surface rouge, et à des douleurs plus ou moins violentes, expansives et pongitives, à de la fièvre et de la courbature générale ; ils résultent de l'inflammation du tissu cellulaire. Pour les guérir on doit employer d'abord les sangsues et les cataplasmes pour les faire amollir, et aider ces moyens de quelques purgatifs légers, tels que les pilules écossaises de Lebrun, par exemple. S'ils persistent, les cataplasmes et les bains les feront plus promptement amollir ; dès qu'ils s'amolliront on devra les faire ouvrir à l'aide de la lancette, mais on peut en attendant quelques jours les laisser percer spontanément; on tient alors l'ouverture béante à l'aide d'une mèche de charpie ou de linge fin. Les cataplasmes sont encore utiles; mais dès que le pus est sorti, il faut cesser les cataplasmes, employer une pommade cicatrisante; le baume Chi ron de Lebrun, étendu sur un morceau de linge fin et appliqué su la petite plaie, remplira parfaitement cet usage. Quelques jours après la guérison, on devra avoir de nouveau recours une ou deux fois aux évacuants légers ; pour purger les humeurs, les pilules écossaises de Lebrun, déjà citées, seront en pareil cas le meilleur moyen.

Pour les abcès froids, ou glanduleux, les sangsues sont nuisibles ; les cataplasmes, la pommade résolutive de Lebrun, l'iodure de potassium, seront employés en friction deux et trois fois par jour ; si l'abcès vient malgré cela à s'amollir, on le laissera percer, on emploiera quelques cataplasmes, que l'on remplacera comme pour les précédents par le baume de Chiron de Lebrun. Les pilules écossaises de Lebrun seront encore utiles à titre de purgatif léger, mais il faudra aussi avoir recours pour l'état général à des moyens spéciaux tels que les préparations d'iode ; mais alors il faudra demander l'avis du médecin. En pareil cas, l'*abcès* par congestion est une affection très-grave, et il est important, si l'on s'aperçoit qu'un abcès résiste aux moyens précédemment employés, d'appeler un médecin qui seul peut traiter une telle maladie.

Abeille. (PIQURE.) — Les piqûres d'abeilles, plus graves et plus fréquentes en été qu'en hiver, donnent lieu à du gonflement, de la rougeur et de la tension douloureuse de la partie atteinte : il faut, dès le premier abord, employer des compresses d'eau froide légèrement vinaigrées, puis appliquer de temps en temps sur le point même de la piqûre quelques gouttes d'ammoniaque liquide ; en très-peu de temps cette enflure disparaît ; elle n'offre aucun danger.

On emploiera les mêmes moyens pour les piqûres d'aspic et de vipère ; mais alors l'ammoniaque devra être appliquée en plus grande quantité sur la partie malade, et l'on devra en mettre dans des infusions de tilleul, de bourrache, et en prendre à l'intérieur la dose de six à huit gouttes par tasse, et à plusieurs reprises chaque jour, et garder le repos au lit.

Pendant la convalescence, les pilules écosaises de Lebrun seront utiles pour chasser en purgeant le virus vénéneux qui, en restant encore dans l'économie, pourrait peut-être plus tard occasionner quelque affection grave des humeurs.

Accouchement. (SUITES.) — Les suites de l'enfantement doivent être surveillées avec beaucoup d'attention, car il peut en résulter souvent des accidents fort graves. La malade doit être couchée dans un lit bien fait ni trop dur ni trop tendre, dans une douce température toujours égale. Les soins de propreté très-fréquemment renouvelés sont indispensables. Le premier jour, il s'écoule de la partie du sang; le deuxième, de la sérosité sanguinolente ; on peut accorder quelques potages et du vin sucré cou pé ; quelques boissons. Le troisième jour, la fièvre survient, l'écoulement pâlit et devient blanc, crêmeux, purulent enfin, et répand une odeur fétide qui nécessite encore plus de propreté ; la diète est indispensable.

La fièvre passée, le cinquième jour ou le sixième, quelquefois plus tôt ou plus tard, l'écoulement diminue, mais il est encore de même nature. On peut accorder quelques potages, la malade peut se permettre quelques mouvements ; les aliments sont augmentés chaque jour, mais on entretiendra toujours les soins de propreté. L'écoulement persiste ainsi, mais toujours en diminuant pendant encore quelques semaines; l'accouchée voit chaque jour sa santé se fortifier; le neuvième jour en général aucun accident fâcheux n'est plus à redouter. On pourra encore prescrire quelques purgatifs doux, les pilules écossaises de Lebrun seront ici du meillenr usage.

Le gonflement des seins et l'écoulement du lait ne devront pas inquiéter ; seulement il sera nécessaire d'appliquer un peu de ouate sur les seins et d'user de soins de propreté : les purgatifs font passer le lait, il est donc important de n'en pas faire usage durant l'allaitement. Pour les accidents graves qui peuvent survenir, tels que la fièvre putride, la phlébite utérine, les pertes, les inflammations chroniques, l'abaissement et la déviation de la matrice, il faut de toute nécessité faire appeler un médecin.

Age de retour. — Dans la vie de la femme, il y a deux époques qui sont le plus souvent la source de maux interminables; ce sont celles auxquelles correspondent la puberté et l'âge de retour. Dans le premier cas, l'établissement de l'écoulement mensuel se fait difficilement et même pas du tout; il occasionne alors une maladie de langueur trop fréquente et souvent difficile à guérir. (*Voir pâles couleurs.*) Dans le second, cet écoulement se supprime ou trop vite ou trop complétement et détermine une sorte de plénitude générale, de pléthore qui donne lieu à de la pesanteur générale, des maux de tête, des bourdonnements fréquents, des éblouissements, de mauvaises digestions, des douleurs d'estomac et de la pesanteur douloureuse dans le bas-ventre ; souvent aussi, il y a encore des pertes blanches, de l'engorgement de la matrice ou du col et un catarrhe utérin. La suppression absolue des règles constitue ce qu'on appelle l'âge de retour. Ainsi les femmes reviennent dans un sens au même point où elles se trouvaient avant la puberté; ce phénomène se produit à 45 ans, quelquefois avant, souvent après; on conçoit donc que c'est le sang qui, ne s'écoulant pas au dehors, doit alors fatiguer beaucoup l'économie. Les moyens à employer sont tous

Ceux qui, faisant éprouver quelque déplétion, enlèveront au sang les parties qui le rendent trop riche.

Quelques sangsues de temps en temps, mais il faudra être très-sobre ; des bains rafraîchissants, un régime léger, un exercice modéré et par-dessus tout des purgatifs doux et légers qui, tout en amenant la diminution de la masse des humeurs, calment les souffrances, dissipent les inflammations, facilitent les digestions et toute constipation si fréquente à cette époque. Le meilleur purgatif, sans contredit, sera ici les pilules écossaises de Lebrun que tout le monde peut administrer sans le secours du médecin. On en prend à quelque heure de la journée que ce soit, à la dose de une, deux et même quatre. Pour les autres phénomènes (Voir *Pertes blanches*), s'ils persistent par trop, il sera indispensable d'appeler un médecin ; il faut donc surveiller beaucoup cette époque de la vie.

Aigreur d'estomac. — Accident très-fréquent. Quelle qu'en soit la cause, quelles que soient la forme, la nature de ces aigreurs, les purgatifs légers sont encore les meilleurs remèdes à y apporter. La magnésie est très-souvent employée, nous conseillons beaucoup d'en faire usage. La magnésie perlée, qui ne laisse aucune saveur à la bouche ni à l'arrière-gorge, sera préférée, et l'on pourra encore se servir des pilules écossaises de Lebrun. La manière douce avec laquelle ces pilules purgent, en chassant, par les selles, la bile de l'estomac et des entrailles, rend des services importants.

Allaitement. — C'est ainsi que s'appelle l'alimentation de l'enfant qui vient de naître. Il y a deux sortes d'allaitement, le naturel et l'artificiel. L'allaitement artificiel se fait à l'aide du biberon garni d'un bout de sein que l'on remplit dans les premiers temps de lait de vache avec de l'eau d'orge très-légère ou de gruau sucré ; on peut aussi le faire en présentant à l'enfant le pis d'une chèvre, mais ce mode d'allaitement artificiel ne réussit pas toujours convenablement, surtout dans les premiers temps de l'existence de l'enfant. (Pour plus de détail, voir le mot *Nourrice* et *Crevasse au sein.*) On a souvent agité la question de savoir s'il convenait que la femme qui vient d'accoucher présentât au bout d'une heure ou deux le sein à son enfant, ou bien s'il n'était pas préférable d'attendre un ou deux jours *la montée du lait*, et en attendant de faire boire au nourrisson de l'eau sucrée et de laisser rendre pendant ce temps les matières contenues dans les intestins.

Le lait est secreté avant la naissance de l'enfant, et celui que contiennent les seins au moment et peu après l'accouchement est très-léger, aqueux, pâle, peu nutritif ; il porte le nom de *collos-trum*, et est très-légèrement laxatif. On comprend donc qu'il est convenable de donner le sein à l'enfant dès les premiers moments de l'accouchement ; alors il aura une alimentation plus appropriée à ses forces digestives, à son âge, et de plus il sera légèrement purgé ; on évitera ainsi quelques fortes coliques, et le méconium contenu dans les intestins sera entièrement rendu le même jour. Plus tard il convient de donner le sein aussi souvent que l'enfant en a besoin et en ayant égard aux forces de la mère. Toutefois il est bon de régulariser l'alimentation de l'enfant en ne lui présentant le sein que toutes les deux heures et un peu moins pendant la nuit pour les premiers temps. (Voir les mots précités.)

Aliment. — Les aliments renferment de l'oxigène, de l'hydrogène et du carbone ; un grand nombre contiennent en outre du phosphore. L'association de ces éléments simples donne naissance à des *principes immédiats*, tels que l'albumine (blanc d'œuf), la fibrine, la gélatine (chair musculaire), le caséum, l'amidon, la gomme, etc., qui, combinés à leur tour, forment des produits ou des agents animaux ou végétaux, tels que les racines, les fruits, les tissus animaux ; les aliments tirés du régne animal contiennent le plus d'azote ; les fécules de graminées renferment aussi une substance dans la composition de laquelle il entre de l'azote, c'est le gluten : la farine de froment en contient plus qu'aucune des autres.

Parmi les végétaux, les plus nécessaires à l'alimentation seront les féculents, c'est-à-dire ceux qui donnent le plus de fécule ; les autres, ayant réellement une importance très-minime, ne peuvent faire la base de l'alimentation, sans entraîner une débilité assez grande, qui varie du reste selon les individus, les saisons et les climats. Les saisons et les climats ont donc une influence très-grande sur le régime alimentaire.

Dans les climats tempérés, de même que pendant les saisons tempérées, le régime mixte convient beaucoup ; il se compose à la fois des aliments azotés et peu ou point azotés. Dans le Nord, il faut des aliments à la fois excitants et très-nutritifs ; aussi voit-on les Anglais, les Allemands, les Russes, etc., faire souvent usage de viandes noires généralement peu cuites et de boissons toniques et excitantes, tandis que dans les climats plus chauds, en Orient, par exemple, on consomme plus d'aliments féculents.

Ainsi donc, sur notre zone tempérée, les aliments azotés devront être pris d'abord en quantité d'autant plus grande que les pertes occasionnées par des fatigues, plus grandes aussi, l'exigent davantage ; puis viennent les aliments végétaux et en premier lieu les fécules, qui servent dans plusieurs contrées de la France, chez les classes nécessiteuses, à remplacer les viandes. Toutes les boissons fermentées sont nécessaires à l'élaboration et à l'assimilation des aliments. Le premier de tous est le vin, puis par ordre, la bière et le cidre, etc.

Amaurose. (GOUTTE SEREINE.) — Affaiblissement progressif et plus tard perte de la vue, sans altération organique sensible du globe de l'œil, ni des humeurs de cet organe.

Le symptôme fonctionnel dominant est l'affaiblissement de la vue, il s'y joint souvent des maux de tête. Le malade aperçoit presque toujours des flammèches et des bluettes qui voltigent. Quelquefois aussi des tintements d'oreilles et des fourmillements fréquemment renouvelés dans les extrémités.

Il importe dès le début d'établir une révultion presque constante sur diverses parties du corps, telles que la peau du front et des tempes, à l'aide de vésicatoires et de moxas, et sur le tube digestif. On emploie généralement le calomel ; les Anglais en font un usage considérable ; mais il conviendra mieux de prendre les pilules écossaises de Lebrun que chacun peu s'administrer et qui, purgeant doucement, permettent au malade de vaquer à ses occupations. Un régime très-modéré sera indispensable. Cette affection est si grave qu'on ne saurait trop conseiller aux personnes qui en ont reçu depuis quelques temps les premières atteintes de consulter un médecin habile ; la durée en est très-grande.

Aménorrhée. (SUPRESSION DE RÈGLES.) — On donne le nom d'aménorrhée à la suppression accidentelle des règles avant le temps marqué par la nature ; la non-apparition de cet écoulement naturel à l'âge ou il se fait d'ordinaire est aussi une aménorrhée, mais cela rentre plus particulièrement dans la description de la *chlorose* ou *pâles couleurs*. (Voir ce mot.) Il y a plusieurs espèces de suppression : 1° Celle qui se fait pendant l'écoulement des règles à la suite d'une émotion très-grande : il faut alors tenir les personnes au repos et leur appliquer sur le ventre des cataplasmes très-chauds, prescrire des fumigations aromatiques très-chaudes sur le siége, ou bien ordonner une course un peu forte à pied ou à cheval ; 2° celle qui est occasionnée par une émotion très-vive survenue avant l'écoulement du flux catamenial ; elle est plus persistante, plus difficile à dissiper, et entraîne très-souvent à la longue des accidents qui caractérisent les pâles couleurs. Il est alors nécessaire, après avoir employé pendant quelque temps des sangsues à la partie interne et supérieure des cuisses, de recourir aux purgatifs doux, tels que les pilules écossaises de Lebrun, aux purgatifs drastiques, comme l'aloès qui a en même temps la propriété de congestionner le bas-ventre ; on se trouvera bien aussi dans quelques cas d'user du traitement applicable aux pâles couleurs ; 3° enfin il est une suppression qui peut dépendre de certaines affections graves chroniques, telles que la phthisie, une hydropisie, un cancer de l'utérus, ou de tel autre organe. Il est évident que ce qui doit surtout préoccuper, c'est de traiter la maladie principale. (Voir ces mots.) La suppression symptomatique de la grossesse doit être soigneusement distinguée des précédentes, car alors en suivant les mêmes prescriptions on pourrait quelquefois déterminer une *fausse couche*. (Voir *Grossesse.*)

Anévrismes. — Le mot anévrisme signifie une dilatation morbide du cœur ou d'une artère. Après le cœur, la crosse de l'aorte et le tronc bracchio céphalique qui naît de la crosse de l'aorte et donne les artères du cou et de la tête, les artères des membres sont plus sujettes que les autres aux anévrismes.

L'anévrisme du cœur et de l'aorte se reconnaît à des battements très-forts, quelquefois irréguliers, à de la gêne de la respiration, de la faiblesse générale, des maux de têtes et des éblouissements ; quelquefois il survient des saignements de nez très-fréquents et considérables et des crachements de sang. et plus tard de l'infiltration des jambes et de l'épanchement dans le ventre.

Quelques petites saignées au début et de temps en temps de la digitale ou mieux de la digitaline et un régime très-modéré, le repos le plus grand, sont indispensables. Il faut toujours s'abstenir de purgatif. Mais ces affections sont si graves qu'il est de toute nécessité pour les personnes qui en éprouvent les premières atteintes de recourir à un médecin habile qui pourra alors, sinon guérir complétement, du moins soulager et conserver longtemps le malade à sa famille et à ses amis.

Les anévrismes des artères des membres donnent lieu à une tumeur saillante à la surface, à des battements fréquents, à de la gêne dans les mouvements et de la faiblesse locale. Un chirurgien seul est à même de guérir ces maladies.

Angine. — On a donné le nom d'*angine* aux maux de gorge. On conçoit qu'il y en a plusieurs espèces, selon le siége et la nature de l'affection. Les amygdales peuvent être enflammées et grosses, c'est l'*angine tinsillaire* ; elle occasionne de la douleur, du gonflement et de la difficulté à avaler et quelquefois aussi des glandes engorgées au cou. Si la membrane muqueuse de l'arrière-gorge est rouge ainsi que celle du voile du palais avec gonflement de la luette et tout-à-fait en arrière avec difficulté d'avaler, chaleur brûlante pendant l'ingestion des boissons et aliments

qui se propage jusqu'à la partie supérieure de la poitrine et na-
zonnement de la voix, un peu de larmoiement, *c'est l'angine
pharyngienne*. Quelquefois dans ces deux espèces, la muqueuse
se recouvre de plaques blanchâtres, véritables fausses membranes
de nouvelle formation, donnant lieu aux mêmes symptômes et de
même à de la fièvre, du mal de tête de la courbature: c'est l'angine *pseudomembraneuse* ou *diphtéritique*. Si les fausses membranes deviennent grises et ardoisées et que l'haleine contracte
une odeur fétide, on a alors à faire à une angine *gangreneuse*.
Ces deux dernières espèces sont plus fréquentes chez les enfants,
dans le cours de la rougeole, de la scarlatine ; elles peuvent devenir très-graves et se propagent vers le larynx donnant lieu au
croup. (Voir ce mot.)

S'il y a de la fièvre dès le début, quelques sangsues au cou
sont utiles ; puis on emploiera des purgatifs doux fréquemment
renouvelés ; les pilules écossaises de Lebrun seront encore en
première ligne. On emploiera avec succès les gargarismes avec
l'alun, ou mieux encore les insufflations sur les parties malades
deux fois par jour, avec la poudre d'alun, à l'aide d'un tuyau de
plume ; après on fera gargariser le malade avec une douce infusion de plantes émollientes légèrement sucrée ou miellée ; ce sera
le cas de donner par cuillerée un sirop pectoral calmant, tel
que le sirop de Lebrun, qui se prend le matin à jeun. Il est d'un
usage facile.

Lorsque le mal est fixé plus bas dans le larynx, qu'on éprouve
des picotements dans cet organe, qu'il survient une extinction de
voix, on a alors une autre affection, c'est l'angine laryngée ; les
sangsues et les bains de pieds synapisés et les moyens précités
seront indispensables. Toutefois l'alun est moins utile que précédemment ; mais si cette maladie suit une marche lente, on devra recourir aux vésicatoires volants sur le larynx et persister
davantage dans l'administration des pilules écossaises de Lebrun,
de deux jours l'un, à la dose de deux à quatre, selon les forces
et l'âge du malade, de même que l'on continuera le sirop pectoral de Lebrun, qui ne peut donner que de bons résultats et
qui déterminera toujours du repos et un sommeil facile.

Ces affections survenant chez les enfants, les sangsues devront
être mises de côté et remplacées d'abord par une potion au tartre
stibié que l'on donnera par cuillerée à café d'heure en heure,
jusqu'à de fréquents vomissements ; voici la formule de cette potion :

℞ *Infusion de tilleul*. . . . .   30 grammes.
  Eau de laitue. . . . .   30 —
  Sirop simple. . . . .   30 —
  Tartre stibié. . . . .   0,05 centigrammes.
  Eau de fleur d'oranger.   Q. S.

Si la maladie persistait, chez l'adulte par exemple, et tendait
à passer à l'état chronique, s'il se faisait des ulcérations, il faudrait consulter promptement un médecin, car alors il y aurait
des chances pour qu'elle fût entretenue par le vice syphilitique,
pour lequel il faudrait un traitement spécial qu'un médecin seul
est à même de diriger. Nous ne devons pas terminer sans faire
la même recommandation dans le cas où, dès le début de l'affection, il surviendrait une grande gêne de la respiration et même de
la suffocation.

Ankilose. — Ce nom est donné aux soudures incomplètes
et complètes des articulations ; elles sont alors vraies ou fausses :
elles surviennent après une fracture, un repos prolongé ou une
inflammation ou une tumeur blanche d'une articulation. Il ne
faut jamais songer à guérir les ankyloses complètes ou vraies, il
peut en résulter des accidents graves. Pour les fausses ankiloses
ou de petits mouvements réitérés sans force ni brusquerie, des
bains chauds émollients peuvent, avec le temps et de la patience,
rétablir les fonctions du membre affecté.

Aphtes. — L'aphte est une maladie inflammatoire de la
muqueuse de la bouche, caractérisée par de la rougeur, de petits boutons, ou de petites ulcérations qui quelquefois se recouvrent de pellicules blanchâtres. Il y a donc plusieurs espèces
d'aphtes : la première espèce, caractérisée par de la rougeur seulement et un peu de cuisson, porte le nom d'aphte *érytéma-
teux.* La deuxième, dans laquelle se montrent de petits boutons qui
donnent la sensation d'une brûlure dès qu'ils sont en contact
avec des aliments ou des boissons un peu acides, s'appelle aphte
papuleux. La troisième espèce, qui donne lieu aux mêmes douleurs, est appelée aphte ulcéreux.
Un régime léger, rafraîchissant, des bains, cesser l'usage du
tabac, renoncer aux boissons fortes, se gargariser avec de la décoction de racine de guimauve coupée avec du lait ; passer sur la
muqueuse un petit tampon de linge imbibé de miel *rosat*, de sirop de mûres ou de poudre d'alun ; à la fin prendre deux ou trois
jours de suite, selon l'étendue et la persistance du mal, les pilules écossaises de Lebrun, tels sont les moyens propres à guérir les aphtes.
Cette maladie est très-fréquente chez les enfants à la mamelle
qui ne sont pas tenus proprement, ou tettent le lait d'une
femme soumise à une mauvaise alimentation ; les gerçures au sein
les déterminent également. Lorsqu'ils sont ulcérés, on donne dans
la campagne aux aphtes des enfants le nom de *chancre*, dénomination impropre. Lorsqu'ils se recouvrent de pellicules

1*

blanches ils constituent le muguet des enfants à la mamelle.

Le même traitement, les soins de propreté, le changement de nourrice, la guérison des gerçures du sein, sont indispensables; il sera utile de remplacer aussi les pilules écossaises de Lebrun par quelques cuillerées de sirop de chicorée. (Voir *Muguet.*)

Apoplexie. (COUP DE SANG.) — L'apoplexie est le résultat en général d'un épanchement de sang qui se fait rapidement dans la substance du cerveau; elle donne lieu, pour le plus souvent, si l'on n'y porte pas remède, à une paralysie instantanée d'une ou de plusieurs parties du corps. L'apoplexie est précédée, pendant quelque temps, de douleurs de tête très-violentes, d'étourdissements et tintements d'oreilles; quelquefois de fourmillements dans les extrémités; très-souvent il s'y joint des saignements de nez assez abondants.

Il est surtout important de prévenir autant que possible ces sortes d'attaques, qui laissent à leur suite, comme nous venons de le dire, des paralysies plus ou moins étendues, qu'il est très-difficile de guérir.

Les personnes sujettes à l'apoplexie sont sanguines, à cou court, à face rouge; elles sont replètes, et se livrent en général aux boissons alcooliques; ou bien la vigueur de leur constitution les entraîne à un travail excessif et à d'autres excès violents qui congestionnent toujours le cerveau; aussi sont-elles souvent prises d'un sommeil lourd et très-pénible, de longue durée, qui s'accompagne de ronflement violent.

On comprend déjà quelles sont les indications à suivre. Régime léger; renoncer aux boissons alcooliques, travailler modérément, ne faire aucun excès et surtout ne pas trop dormir. S'il survient de temps en temps des maux de tête et des vertiges, une bonne saignée, des bains tièdes, des boissons rafraîchissantes, sont utiles. Mais les saignées, utiles dans les premiers temps, finissent par fatiguer les malades chez lesquels on les renouvelle trop souvent. Il sera indispensable, pour établir un affaiblissement momentané qui ne fatigue pas, et en même temps une révulsion sur le tube digestif, de faire usage, deux et trois fois par semaine, des pilules écossaises de Lebrun, et principalement le lendemain d'un repas copieux, si l'on n'a pas la fièvre, et d'éviter les excès.

Au moment de l'attaque de l'apoplexie, les saignées seront indispensables, ainsi que les purgatifs un peu plus violents que les pilules écossaises de Lebrun. Toutefois, celles-ci peuvent être reprises plus tard avec beaucoup plus de succès. Enfin, on pourra recourir aux vésicatoires volants à la nuque. Du reste, une attaque d'apoplexie est chose si grave, qu'on ne saurait faire autrement que d'appeler un homme de l'art. L'apoplexie séreuse donne les mêmes symptômes précurseurs, et se traite de la même façon.

Tous les orgnanes de l'économie peuvent être sujets aux apoplexies, les poumons', le cœur, le foie, la rate, etc. (Voir *Hémoptisie, Anévrisme, rupture du cœur*, etc.)

Asphyxie. — Est-ce à un préjugé trop malheureusement enraciné dans l'esprit du vulgaire, ou bien à l'ignorance dans laquelle on est des moyens propres à remédier aux accidents qui arrivent chaque jour sur le bord des rivières, auprès des fosses d'aisance, dans les houillières, que l'on doit attribuer la mort de tant de malheureux? Quelle que soit la cause, tâchons de la prévenir.

Les personnes asphyxiées par la vapeur du charbon, par celle des fours à chaux, des cuves de raisin, des vins ou autres liquides en fermentation, par celle de certains marais, des mines de charbon, par défaut d'air respirable (submersion), etc., seront d'abord soustraites à la cause qui a produit l'asphyxie, puis, s'étant assuré que la mort n'est pas réelle, soit en tâtant le pouls, soit en constatant que le cœur bat encore, quoique faiblement, ou bien en plaçant devant la bouche de la personne un miroir qui devra se ternir, on l'exposera au grand air; on la déshabillera, ou du moins on fera en sorte qu'aucune partie ne soit comprimée par les vêtements. On placera le corps sur un lit, ou sur tout autre plan incliné, garni soit d'un matelats et d'une couverture de laine, ou bien simplement d'une botte de paille. On aura *soin que la tête et la poitrine soient un peu plus élevées que le reste du corps.* On aspergera le visage et la poitrine d'eau vinaigrée et froide, on frictionnera le corps, surtout le creux de l'estomac et le bas-ventre, avec de la flanelle imbibée de liqueurs alcooliques et aromatiques, telles que l'eau-de-vie camphrée, l'eau de cologne, l'eau des carmes. Quelques minutes après, on essuiera les parties mouillées avec des serviettes chaudes et on fera de nouvelles frictions; on irritera la plante des pieds, la paume des mains et tout le trajet de l'épine dorsale, avec une forte brosse de crin.

On irritera également l'intérieur des narines avec les barbes d'une plume ou tout corps léger. S'il est possible de faire ouvrir la bouche, on tâchera de faire avaler quelques cuillerées d'eau légèrement vinaigrée, ou bien on donnera, dans le cas contraire, un lavement d'eau très-froide et également vinaigrée.

Tout n'est pas encore fini; mais il est indispensable que ce soit un médecin qui dirige le reste du traitement. Il est de la plus haute importance que chacun se familiarise avec les usages que nous venons d'indiquer, afin de porter de prompts et utiles secours aux personnes en danger de mourir faute de premiers soins.

Asthme. — Maladie de poitrine qui est de longue durée, souvent incurable et rarement mortelle : elle occasionne de l'étouffement constant, des quintes de toux, de la faiblesse générale, et donne lieu à des accès qui se renouvellent particulièrement après des excès de toutes sortes, après un refroidissement prolongé, et l'exposition du corps à l'humidité, ainsi que pendant les temps orageux. L'asthme prédispose beaucoup à contracter des catarrhes aigus. La flanelle sur le corps, un régime léger, l'abstinence de boissons et de mets excitants, tels sont les soins hygiéniques à prendre en cherchant en même temps à ne pas s'exposer à l'humidité, ni au froid après un exercice pénible.

Les boissons gommeuses, les sirops calmants et pectoraux, et principalement le sirop de Lebrun, qui évite et arrête les quintes de toux et procure un bon sommeil ; entretenir la liberté du ventre, en établissant en même temps une révulsion (sorte d'appel des humeurs) sur le tube digestif, à l'aide des pilules écossaises de Lebrun, voilà tout ce que l'on doit avoir soin de faire constamment. On ne devra pas négliger non plus les pastilles et le sirop de Tolu, et, s'il se joint à cette maladie des palpitations de cœur trop fortes, faire également usage de la digitaline à la dose de un à trois milligrammes par jour, pendant une semaine.

Les attaques d'asthme seront traitées à l'aide des bains de pieds synapisés, des synapismes aux mollets, des vésicatoires volants sur la poitrine et même d'une bonne saignée ; on placera, pendant l'attaque, le malade sur un lit en plan incliné, de manière à ce qu'il ait la tête élevée. On aura ensuite recours aux moyens indiqués plus haut. S'il survenait un accès trop intense de suffocation, ne pas tarder à appeler un médecin, car il peut, dans certains cas, en résulter des accidents graves.

Atonie. — Synonyme de faiblesse. Elle est générale ou partielle ; c'est-à-dire qu'elle peut affecter toute l'économie ou seulement certains organes. L'atonie survient à la suite d'excès de tout genre qui débilitent la constitution ; le non-établissement des règles et leur suppression brusque peuvent la produire. (Voir *Pâles couleurs*.) Elle est aussi le résultat de maladies chroniques anciennes et de maladies aiguës très-intenses ; elle se prolonge alors jusqu'à la fin de la convalescence.

(Voir, pour cette maladie et son traitement, tout ce qui a rapport aux maladies chroniques, aux fièvres graves, aux pâles couleurs, etc.)

B

Blennorrhagie. — Écoulement de mucosités et de pus par le canal de l'urètre survenant à la suite d'un rapprochement sexuel impur. Quelquefois, les rapports sexuels pendant les règles peuvent être la cause de ces écoulements ; les buveurs de bière y sont très-sujets, et l'on a remarqué que les excès de cette boisson amènent, rarement il est vrai, ces sortes d'écoulements qui ne déterminent alors aucune douleur. La blennorrhagie est aiguë ou chronique. Si elle est aiguë et qu'elle n'occasionne pas de douleurs pendant l'émission des urines, elle sera très-légère. Les bains tièdes, les boissons, le repos, un régime très-léger, quelques prises de copahu ou de cubèbe, suffiront pour la guérir dans un court délai ; si elle entraîne une cuisson violente en urinant, et dans l'intervalle que l'écoulement vienne abondant et d'un vert porracé, il sera indispensable de poser des sangsues au périnée, de prendre des bains et des boissons rafraîchissantes pendant quelques jours, et dès que la douleur sera diminuée, ainsi que l'écoulement, qui sera alors devenu pâle, il conviendra de faire usage de copahu et de cubèbe. Il y a, du reste, des capsules toutes préparées de ces deux médicaments qui seront extrêmement utiles ; il sera indispensable de porter un suspensoir.

Si l'écoulement persistait un peu, des injections avec une solution de tannin, de sulfate de zinc, etc., le feraient complétement disparaître ; mais dès qu'on s'aperçoit du début d'un écoulement, qu'il n'y a pas encore de douleur, ni de difficulté dans l'émission des urines, il est à propos d'employer immédiatement le copahu ou le cubèbe.

Cet écoulement, chez les femmes, se fait à la fois par le canal de l'urètre et sur toute la surface de la muqueuse du vagin.

On doit insister alors et pendant longtemps sur les moyens précités : mais on supprimera le copahu et le cubèbe qui n'a pas d'action assez prompte et énergique sur d'aussi grandes surfaces, et on les remplacera par des injections de solution de tannin (3 par jour), que l'on continuera avec une grande persistance.

L'écoulement passant à l'état chronique, et ne reparaissant que chaque matin sous forme d'une gouttelette de pus, constitue ce qu'on appelle la goutte militaire. Il est alors difficile à faire passer ; il est bon de le ramener à l'état aigu à l'aide d'une ou deux injections de nitrate d'argent, et de le traiter comme un écoulement aigu douloureux.

Blessures. — L'action des instruments tranchants et piquants sur le corps, l'action des projectiles lancés par la poudre ou de toute autre manière, l'action des corps mousses non pénétrants et des contusifs ; les coups, les chutes, l'action du feu ou des médicaments très-irritants sur les tissus de la surface du corps, constituent les blessures ; or, nous ne pouvons donc que renvoyer le lecteur à tout ce qui concerne les plaies de toute espèce, les brûlures, les contusions, etc. Toutefois, nous disons ici que le *baume Chiron* sera le meilleur remède à employer contre ces accidents, et nous croyons qu'il est convenable d'entrer dans quelques détails à ce sujet :

1° Pour les plaies fraîches, on les lavera d'abord avec de l'eau de guimauve tiède ; les plaies anciennes seront lavées avec de l'eau blanche ou de l'eau légèrement vinaigrée, ou bien encore avec de l'eau dans laquelle on ajoutera un peu de chlorure de chaux si elles répandent quelque odeur ; puis on fera chauffer, dans une cuillère de métal, au degré de simple liquéfaction, la quantité de baume qu'on jugera nécessaire, suivant l'étendue ou la profondeur de la blessure ; on y trempera ensuite un linge fin bien propre, un peu plus grand que la plaie, et que l'on appliquera dessus, après y avoir préalablement enlevé dedans le restant du baume liquéfié. Cette opération devra être renouvelée matin et soir jusqu'à ce que la plaie soit consolidée ou fermée, ce qui aura lieu en trois ou quatre jours pour une plaie fraîche, et plus tard pour une plaie ancienne ; ensuite on ne fera plus que la frotter légèrement avec le baume et entretenir dessus le même linge trempé dans le baume liquéfié.

2° Pour les contusions, meurtrissures, gerçures aux lèvres, écorchures de *personnes longtemps alitées* et piqûres d'insectes, on en frottera simplement, à plusieurs reprises, la partie malade ; mais il n'y faudra appliquer aucun linge, à moins qu'il n'ait été trempé dans le baume liquéfié.

3° Pour les blessures, si l'on peut l'appliquer sur-le-champ, il empêchera qu'il ne s'y élève des vessies (vésicules, cloches, *phlyctènes, ampoules*, tous ces mots sont synonymes) ; mais s'il y en a déjà, il faudra les couper pour en faire sortir l'eau ; après quoi, on en frottera légèrement la partie brûlée avec le doigt ou la barbe d'une plume, en mettant dessus un linge trempé dans le baume liquéfié, qu'il faudra changer matin et soir.

Boutons au visage, etc. — Les boutons sont de petites élevures coniques qui viennent sur la peau du visage et de toutes les parties du corps. Il y en a de plusieurs espèces, mais nous ne parlerons pas ici des boutons de la petite-vérole ni de certaines maladies ; nous devons seulement nous occuper de certains boutons rouges durs, autour desquels la peau est également d'un rouge quelquefois violacé, qui siègent sur le visage et plus particulièrement sur le front, le nez et les pommettes des joues ; ils se montrent en même temps très-souvent sur les épaules, le dos et la poitrine ; mais sur ces régions, la peau environnante conserve la coloration normale, car habituellement elle ne s'injecte pas aussi facilement que celle du visage. Cette maladie, ainsi caractérisée, qui arrive plus particulièrement aux personnes dont les humeurs sont âcres et viciées, ainsi que chez celles qui sont adonnées aux boissons spiritueuses, porte le nom de *couperose*, ou encore d'*acnéa rosacéa*. Elle est de longue durée et résiste assez au traitement.

Les indications curatives sont de suivre un régime modéré composé de viandes blanches rôties, de peu de ragoûts, de légumes, et l'on prendra peu de vin, mais toujours coupé avec de l'eau. Quelques bains simples seront nécessaires ; après cela des lotions sur les parties affectées avec de l'eau de Barége, tous les matins, et l'usage constant, très-suivi, des pilules écossaises de Lebrun, de deux jours l'un pendant une quinzaine de jours à dose modérée (de deux à trois pilules par jour), amèneront infailliblement la guérison de cette vilaine maladie. Toutefois, si elle persiste aux premiers temps de la médication, on devra la prolonger des mois entiers en mettant quelques jours d'intervalle entre l'emploi des pilules écossaises de Lebrun. Ainsi on en prendra pendant huit, dix, douze et quinze jours, et l'on supprimera six ou sept jours en pratiquant toujours les lotions d'eau de Barége pour les reprendre ensuite et continuer ainsi jusqu'à complète guérison.

Bronchite. — Inflammation des bronches ou tubes qui mettent en communication l'air avec les poumons. Elle survient après un refroidissement, après l'exposition du corps à l'humidité, quelquefois aussi après une insolation prolongée, si l'on passe brusquement sous un frais ombrage. Il y a plusieurs degrés dans la bronchite ; et d'abord disons qu'elle est aiguë ou chronique. Cette dernière constitue plus particulièrement le catarrhe des personnes âgées. Si la bronchite aiguë, même très-légère, n'est pas soignée immédiatement avec régularité, elle peut per-

sister un certain temps ; on conserve alors une grande prédisposition à en contracter de nouvelles, et l'on finit par conserver un
catarrhe permanent qui s'exaspère aux vicissitudes atmosphériques et après les excès de toute espèce.

La bronchite aiguë, simple, légère, sans fièvre, n'est autre chose
que le rhume ordinaire ; elle est quelquefois assez tenace. Se
tenir chaudement tout le corps et surtout les pieds ; boire des infusions très-chaudes de fleurs de mauve, de quatre fleurs, des infusions légères de sureau que l'on sucrera avec du sirop de
gomme ; prendre quelques bains de pieds synapisés, tels sont les
moyens à employer. Mais il est de notre devoir de prémunir les
malades contre les quintes de toux fatigantes qui se renouvellent
incessamment et contre celles qui surviennent la nuit et privent
les malades de sommeil. Or, dans ces circonstances comme toujours, dans la bronchite, le meilleur remède à employer *sera le
sirop pectoral de Lebrun*, par cuillerées, plusieurs fois dans la
journée et même la nuit ; il sera aussi nécessaire de s'en servir
pour sucrer les boissons. Manger peu et des aliments doux, légers et de facile digestion, sera de rigueur.

La bronchite, grave, fébrile, est une maladie sérieuse qui peut
entraîner quelquefois, si elle n'est pas traitée immédiatement
avec énergie, des conséquences très-fâcheuses. Elle débute par
de la courbature générale, du mal de tête avec pesanteur sur
les yeux, de la gêne de la respiration qui s'accompagne de toux
sèche, d'abord, et quinteuse, tandis que plus tard elle devient
grasse et donne une expectoration de crachats d'un jaune verdâtre très-épais (il peut s'y ajouter parfois quelques filets de
sang), les efforts de toux occasionnent une sensation de déchire-
ment dans la poitrine qui semble brûlante ; la peau est d'une
chaleur sèche ; le pouls est très-augmenté de fréquence, ce qui
indique une fièvre plus ou moins forte. Il sera indispensable de
s'aliter tout d'abord et de faire usage des moyens cités ci-dessus ;
on prendra avec beaucoup d'à-propos le *sirop pectoral de Lebrun*, et l'on fera venir le plus promptement possible un médecin. *La bronchite chronique* ou catarrhe, qui se reconnaît à une
toux en général grasse, à des crachats épais, verdâtres et quelquefois mousseux, à de la gêne de la respiration et de l'e soufle-
ment, qui a des moments d'exacerbation, la bronchite chronique, disons-nous, ne nécessite pas l'emploi continuel des mêmes
boissons que précédemment. Mais si cette maladie n'est pas toujours guérissable, on soulagera au moins à l'aide des moyens
suivants : Usage de la flanelle sur le corps ; ne jamais faire
d'excès de table ou autres ; régime modéré, quelques boissons
gommeuses. Prendre, pendant le retour des saisons, un verre
d'eau Bonne ou d'eau d'Enghien coupée avec du lait, et faire un

usage constant du *sirop pectoral de Lebrun*, qui a alors l'avantage immense de calmer les quintes de toux, de faciliter le repos de la nuit et de laisser aussi quelque répit au catarrheux. Le sirop de gomme, de Tolu, de thridace, d'opium, pourront aussi être pris, mais ils ne donnent jamais des résultats aussi assurés que le sirop de Lebrun, dont on peut continuer longtemps l'administration sans fatigue ni aucun autre inconvénient.

Brûlures. — Les brûlures sont le résultat de l'action du feu ou de corps en combustion, ou de certains médicaments dits caustiques, sur les téguments. Pour ce qui concerne le traitement, nous ne ferons point ici de répétitions, puisque nous avons déjà donné tous les détails nécessaires à l'article *Blessures*.

Bruissements d'oreilles. — Il ne nous est pas nécessaire de nous appesantir sur la définition de ce phénomène morbide ; son nom seul le définit assez bien. Le bruissement d'oreilles peut dépendre de causes diverses et se rattacher à des maladies différentes, aussi est-il important de spécifier pour l'application du traitement.

Les bruissements d'oreilles surviennent chez les personnes fortes, p'éthoriques, à face rouge et un peu adonnées aux excès de table ; aux personnes d'un tempérament très vif et déjà fatigué par des travaux intellectuels de longue durée et chez celles qui ont éprouvé des chagrins profonds. Il s'y joint, dans la plupart de ces circonstances, du mal de tête, quelquefois des fourmillements dans les extrémités, et ils coïncident alors avec des éblouissements. Un régime très-modéré chez les premières, le repos presque absolu chez les secondes, et un grand calme d'esprit ainsi que des distractions chez les autres, forment la base des premiers soins. Puis on y ajoutera, si le phénomène est trop intense et compliqué des autres symptômes énumérés, une ou deux applications de sangsues derrière les oreilles ou à l'anus ; des boissons délayantes légèrement acidulées et gazeuses ; mais comme dans la plupart des cas il est très-difficile d'obvier de prime-abord à ce malaise, et que des applications de sangsues réitérées pourraient affaiblir par trop la constitution, il sera de toute importance d'avoir recours, avec quelque persistance, aux dérivatifs sur le tube digestif. Les pilules écossaises de Lebrun peuvent jouer ici un grand rôle, d'autant mieux que très-souvent il se joint à ces bruissements une constipation opiniâtre et que dans beaucoup de cas ils ne sont que la conséquence d'une constipation ancienne.

Dans certaines maladies fébriles, telles que la fièvre typhoïde, les bruissements d'oreilles se font ressentir dès le début ; mais la fièvre et la courbature générale, le dévoiement devront indiquer que les conseils du médecin sont indispensables.

Quelquefois aussi les bruissements peuvent tenir à une affection particulière de la cavité de l'oreille, ou bien à ces affections de la trompe d'Eustache qui se rattachent à d'anciens maux de gorge. Là, encore on devra pendant quelque temps essayer les sangsues derrière les oreilles, et avoir recours aux pilules écossaises de Lebrun ; mais, si l'on n'en obtient pas un soulagement complet, on devra demander les soins d'un médecin spécial.

C

Cancer. — Les cancers sont des affections chroniques qui naissent spontanément sur différents points de l'économie, sans cause connue, et donnent lieu à des accidents graves et entraînent toujours une terminaison fatale, s'ils ne sont pas enlevés dès le début, ou très-énergiquement soignés. Il y en a de plusieurs espèces, qui varient selon leur structure organique. Ils portent les noms de squire, sarcome, carcinome, fongus hématodes, tumeurs ancéphaloïdes. Toutes ces variétés peuvent se développer sur tous les points de l'économie, et subissent deux évolutions toutes contraires. Dans la première évolution, la maladie, en vertu d'une modification morbide particulière, donne lieu à une secrétion abondante qui favorise le développement d'une tumeur. Plus tard, lorsque celle-ci est très-développée, il se forme une ulcération qui ronge et détruit la partie malade. Vouloir donner les caractères spéciaux et différentiels de tous les cancers, en déterminer tous les symptômes et le traitement, c'est vouloir aussi entrer dans des détails scientifiques qui ne sont pas à la portée de tout le monde, et qui ne pourraient qu'être mal compris. On conçoit alors quels funestes accidents peuvent résulter de semblables méprises, ou d'un traitement mal dirigé. Toutefois, nous disons que le *baume Chiron*, appliqué sur les ulcères cancéreux, peut avoir quelquefois de bons résultats, en ce sens qu'il modifiera un peu la surface de la plaie de mauvaise nature, et facilitera la croissance de bourgeons charnus de bonne nature ; nous pensons donc rendre un plus grand service au lecteur, en lui faisant la recommandation la plus absolue de consulter un médecin dès qu'il s'apercevra qu'il porte une tumeur déjà ancienne, ou un ulcère réfractaire au traitement ordinaire , afin qu'on lui indique les moyens à l'aide desquels ces fâcheuses maladies sont traitées. D'ailleurs, le meilleur moyen consiste dans une opération prompte et bien faite.

Carie des os. — Ulcération des os survenant à la suite d'une inflammation lente, et donnant lieu à une suppuration de longue durée ; elle se termine par la guérison, lorsque, par le fait d'un travail de cicatrisation, la partie cariée se trouve éliminée. Cette élimination ne se fait pas toujours d'elle-même, on est obligé de l'aider, en opérant des tractions à l'aide d'une pince sur la partie d'os déjà en partie isolée. Il est d'autant plus·utile de l'éloigner , que souvent il se forme des portions d'os qui viennent la recouvrir, l'emprisonnent en quelque sorte, et entretiennent ainsi une supuration constante qui épuise bientôt les malades.

Les coups violents, les chutes, une mauvaise alimentation, une constitution détériorée, le vice rhumatismal, scorbutique, scrophuleux, syphilitique, sont autant de causes qui entraînent la carie des os, dont le siége le plus habituel est sur les parties spongieuses de ces organes, c'est-à-dire à toutes les extrémités et près des jointures. Il va sans dire que les os spongieux mêmes y sont plus sujets ; tels sont les os de la main, des pieds, de la colonne vertébrale, et certaines portions des os de l'oreille.

On reconnaîtra une carie des os aux symptômes suivants : de la douleur sourde prolongée, quelquefois plus vive la nuit que le jour, dans la partie affectée qui augmentera peu à peu de volume, et deviendra ensuite molle et fluctuante; il s'y joindra de la fièvre lente, et du dépérissement général; la tumeur s'ouvrira d'elle-même et donnera écoulement à du pus de mauvaise nature, presque séreux, un peu roussâtre, souvent mêlé de stries de sang et grumeleux ; il sera très-fétide.

D'autre fois on sera obligé d'ouvrir la tumeur, qui, dans tous les cas, après avoir suppuré quelque temps , laissera échapper par son ouverture, qui se rétrécira chaque jour davantage , et dont les bords se retrousseront en champignon , des parcelles osseuses très-friables. Si alors on introduit un stylet mousse dans la plaie, on reconnaîtra que les os sont tout-à-fait à nu et très-friables. Plus tard , enfin , les tissus environnant s'engorgent, dégénèrent, et quelquefois la maladie prend une si grand extension, qu'il est indispensable d'en faire l'ablation.

Cette affection est donc extrêmement grave; on ne peut pas, pendant quelque temps, la soigner sans le secours d'un médecin expérimenté. Toutefois, si la plaie est assez légèrement ouverte, on aura de très-bons résultats du baume Chiron, qui donnera de la tornicité aux parties osseuses, aux téguments , et fournira des

bourgeons charnus roses, et amènera ainsi la cicatrisation. Les cataplasmes seront toujours indispensables au début de la maladie,
et même pendant son cours. Il sera nécessaire de remédier à l'affaiblissement progressif, par une bonne alimentation facile à digérer, telles que les viandes rôties ou grillées, quelques mets
féculents, du vin de Bordeaux ; du vin de quinquina sera aussi
utile, employé par cuillerées tous les matins. Mais il arrive souvent que les douleurs entravent le sommeil, et que la suppuration lente, en détériorant l'économie, détermine le développement
d'une affection grave de la poitrine. C'est alors qu'il faudra faire
un grand usage du sirop *pectoral de Lebrun*, qui a le double
avantage de fournir le sommeil et de calmer les souffrances de
la poitrine ; toujours il les guérit. Le repos absolu de la partie
malade est surtout indiqué.

La carie des os de l'oreille est une affection extrêmement
grave qui mérite, sous tous les rapports, l'attention d'un médecin spécial ; elle donne lieu à des douleurs de tête très-
violentes et à un écoulement de pus par le conduit anditif.

Carreau. (CONSOMPTION ABDOMINALE.) — Cette maladie arrive chez les enfants lymphatiques, nés de parents affectés de maladies des humeurs, et aussi chez ceux qui sont
soumis à une alimentation mauvaise et insuffisante, ou qui séjournent dans des lieux bas et humides. C'est une affection presque constamment mortelle quand elle est bien déclarée. Il importe donc de la prévenir ; et connaître les causes qui la
produisent, c'est déjà connaître les moyens de la prévenir. Elle
se trahit par un affaiblissement et un malaise général ; la peau
du corps devient sèche et terreuse ; les traits du visage sont tirés, grippés ; le ventre devient de plus en plus douloureux,
gros, tendu et dur, et donne la sensation de plusieurs boules
dures qu'il contiendrait ; ce sont les glandes lymphatiques de la
cavité qui sont affectées et se sont développées. Le dévoiement ne
tarde pas à se montrer même dès le début, il est séreux, et
devient de plus en plus fréquent et séreux ; souvent il est mêlé de
sang. Enfin, après de longues souffrances et un amaigrissement
considérable, les jeunes malades succombent dans un étiolement
très-grand.

Une alimentation tonique, des vins amers de quinquina, de
houblon, le sirop de gentiane, ou des préparations d'iode, à l'intérieur et à l'extérieur, seront indispensables ainsi que les lavements astringents avec la décoction de ratonhia. Appeler un
médecin qui seul peut bien traiter cette maladie dès le début.

Cataracte. — Affection des yeux qui entraîne la perte de la vue. Elle consiste dans une opacité du crystalin, organe habituellement transparent et qui doit être traversé par les rayons lumineux, pour que l'image des objets extérieurs puisse se dessiner et se peindre sur la membrane rétine et transmettre la sensation au cerveau. Nous ne pouvons donner ici le traitement de cette triste affection qui consiste dans une opération délicate, et qu'un chirurgien habile peut seul pratiquer; mais nous ne saurions trop prémunir les lecteurs contre les prétendus remèdes des charlatans qui guérissent la cataracte : aucun de ces moyens n'a eu de succès, et les malades en ont toujours été fatigués. La cécité commençante, résultant d'une cataracte, empêche les personnes de vaquer à leurs occupations; il en résulte de la constipation, des congestions légères au cerveau et de mauvaises digestions, par suite de cette inaction inaccoutumée. Nous devons recommander, pour ces cas, les pilules écossaises de Lebrun, qui auront des résultats d'autant meilleurs, que tout en facilitant la garde-robe, en activant les fonctions de l'estomac et de l'intestin, en dégageant le cerveau par la révulsion intesttnale, elles ne feront que favoriser l'opération.

Catarrhe. (Voyez *Bronchite.*)

Charbon. — Le charbon est une tumeur inflammatoire et gangreneuse qu'il ne faut pas confondre avec le furoncle qui peut, dans quelques circonstances, acquérir des proportions assez fortes. On en distingue deux espèces principales : le charbon malin et la pustule maligne, qui ne diffèrent que sous le rapport de la forme, mais qui, au fond, ne sont que la même maladie. Il y a bien encore le charbon pestilentiel, mais c'est une maladie qui ne sévit que là où règne la peste; nous ne le décrirons pas ici.

Cette maladie offre deux périodes dans sa marche et dans ses symptômes. D'abord, c'est une tumeur peu saillante, peu profonde, mais dure et extrêmement douloureuse qui semble être à la fois une décomposition gangréneuse et inflammatoire. La partie gangréneuse occupe le centre de la tumeur qui est noir, tandis que la circonférence est d'un rouge vif, éclatant. Elle se trouve bientôt surmontée de petites vésicules contenant un liquide roussâtre et acquiert bientôt un volume assez fort. La douleur brûlante augmente chaque jour; la partie noire ou gangrenée gagne du centre à la circonférence. Il surgit de la fièvre très-forte et de l'abattement, et quelquefois de la stupeur, et enfin dans quelques circonstances du délire et de l'agitation; mais, dans ces derniers cas, il devient mortel.

Plus tard, dans la seconde période, le centre de la tumeur se ramollit ; il s'y fait une petite escarre gangreneuse, le pus séreux et roussâtre suinte un peu ; mais bientôt la gangrène s'étend vers la circonférence et, au bout d'un temps peu éloigné, toute la place occupée par le charbon tombe en gangrène ; il s'y fait une suppuration abondante et fétide, et les chairs mortes éliminées, séparées, il reste à leur place un trou assez vaste et profond qui, après avoir suppuré longtemps, donne une cicatrisation difforme.

Il est très-important, dès le début du charbon, de le recouvrir de cataplasmes émollients avec la graine de lin et la décoction de tête de pavot. Lorsque la tumeur se développe, il est indispensable d'y faire donner un bon coup de bistouri qui divise la tumeur en croix ; ou bien si l'on croit qu'elle a de la propention à s'étendre aux tissus voisins, de la limiter en l'entourant avec un fer rougi au feu. De cette manière, les souffrances sont de beaucoup abrégées. Le coup de bistouri a l'avantage de dégorger la partie malade et de favoriser la suppuration sans gangrène. C'est alors que les pansements avec le baume Chiron, que l'on étendra sur du linge, seront indispensables. En suivant cette pratique on abrégera la marche de la maladie ; on évitera des foyers gangreneux, et la fièvre si forte qui vient après, et quelquefois la mort.

Ainsi donc, cataplasmes, incisions, pansements avec le baume Chiron, bains, régimes légers, tels sont les moyens de combattre cette affection fréquente dans les campagnes et dans toutes les professions où l'on est astreint à toucher beaucoup de matières animales.

Choléra. — Il y a deux sortes de choléra. Le choléra de nos pays, qui est une maladie de moyenne intensité et qui n'entraîne d'accidents graves que dans de rares circonstances, et le choléra de l'Inde, dit aussi choléra cyanique, parce que dans la première période les sujets deviennent bleus ; c'est celui qui a sévi en 1832, et tout récemment encore, à Paris ainsi que dans toute l'Europe, avec une si cruelle intensité. Celui-ci est plus généralement épidémique dans nos pays ; mais il n'est pas contagieux, comme on a voulu le dire.

Les symptômes du premier sont les suivants : malaise général, pesanteur d'estomac, perte d'appétit, dégoût, bouche amère, nausées fréquentes, et enfin vomissements très-répétés de liquide verdâtre, bilieux, très-amer ; en même temps, coliques et dévoiement abondant, accablement général, fièvres ; quelquefois des crampes légères. Les malades sont obligés, dès les premiers moments, de s'aliter, et cette affection dure de un à quelques jours. Les moyens de la traiter consistent dans l'emploi de la glace cassée que l'on fait avaler pour arrêter les vomissements; limonade très-froide, glacée, dans laquelle on ajoute un peu d'eau de seltz; dans de petits lavements de décoction tiède de racine de guimauve dans laquelle on ajoute 15 à 25 centigrammes de tannin par 1/4 de lavement; on y joint aussi, si l'on veut, 15 à 20 gouttes de laudanum de Sydenham ; des cataplasmes sur le ventre ; des frictions sur les parties affectées de crampes légères ; la diète et le repos, au lit, tels sont les moyens employés.

Le choléra indien, ou cyanique, est pour le plus souvent précédé de malaise général, de dévoiement, d'inappétence et de pesanteur d'estomac ; très-souvent il débute d'emblée et donne lieu aux symptômes suivants : douleurs d'estomac et vomissements très-répétés de matières liquides, vertes d'abord, puis aqueuses ; douleurs de ventre et dévoiement abondant de matières fécales très-liquides, puis de liquides séreux blancs, dans lesquels nagent des grumeaux semblables à des grains de riz cuit; du refroidissement général de la peau qui se couvre d'une sueur froide visqueuse, des crampes violentes qui prennent d'abord dans les mollets, les cuisses et dans presque tous les muscles du corps ; enfin, la surface du corps prend une coloration bleue de plus en plus foncée; les yeux s'excavent, deviennent ternes, les traits du visage sont tirés et tout le corps subit un amaigrissement extraordinaire des plus rapides, dans l'intervalle de deux à trois heures. Dans une seconde période, qui se fait plus ou moins attendre selon le traitement administré, la chaleur revient, les crampes, le dévoiement et les vomissements cessent; la peau perd sa teinte bleue, mais le malade tombe dans une sorte d'affaissement très-grand, et le pouls se relève et recommence à battre, car dans la première période il avait en partie disparu. Quelquefois, après l'abattement, les malades sont pris d'un délire et d'une agitation extrêmes.

Dans la première période, les premiers soins à apporter doivent combattre le refroidissement, les déjections par le haut et le bas et arrêter les crampes ; ainsi, on placera le malade dans une couverture de laine, on lui fera des frictions sur tout le corps avec de la flanelle sèche ou un liniment camphré; on pourra faire passer un courant de chaleur sèche dans le lit et envelopper les extrémités avec de la ouate. Pour les crampes, les frictions sèches seront aussi utiles ; mais ce qui a le mieux réussi jusqu'à présent, ce sont les frictions avec une petite quantité de chloroforme. A l'intérieur, on pourra donner des potions excitantes à l'éther, à l'eau de menthe et de mélisse pour stimuler l'économie et favoriser la réaction ; mais le traitement qui a paru le mieux réussir jusqu'à présent a été celui-ci : glace concassée que l'on fera sucer; toutes les demi-heure une cuillerée de la potion suivante :

$\not\!\!Z$ *Eau de laitue,* } . . . . 60 grammes.
Eau de menthe, }
Chlorure de lodium. . . 12 —
Sirop diacode. . . . . . . 30 —
Sirop simple. . . . . Q. S.

Tandis que par le bas on administre, toutes les deux heures, des quarts de lavements dans chacun desquels on ajoute 25 à 50 centigrammes de tannin et de 20 à 50 gouttes de laudanum de Sydenham. Nous ne nous appesantirons pas sur le traitement de la seconde période, qui est très-difficile à administrer. Nous avons voulu donner les premiers soins à apporter aux personnes atteintes du choléra, car, dans tous les cas, il sera indispensable d'appeler un médecin aussi promptement que possible.

La Cholérine n'est qu'un diminutif du choléra. Elle consiste dans un dérangement de l'estomac et du ventre, qui a de la tendance à se prolonger sans trop d'augmentation de gravité. Boire de l'eau de riz et de sirop de coing, de la limonade et de l'eau de seltz, des potions avec le sirop diacode, prendre des lavements avec l'amidon et 15 à 20 gouttes de laudanum par chaque, faire diète, tels sont les premiers soins à lui opposer.

Colique. — Cette affection est si fréquente et connue, que nous ne la décrirons pas. Pourquoi fatiguer le lecteur en lui décrivant des choses que sa propre expérience lui a déjà apprises? Nous pouvons lui apprendre seulement qu'il y en a de plusieurs espèces : des coliques nerveuses, venteuses, d'irritation qui donnent un peu de dévoiement par indigestion, des coliques hépatiques ou de foie, qui sont nerveuses ou calculeuses, des coliques néphrétiques; enfin, il y a des coliques par rétention de matières fécales dans l'intestin; nous en parlerons à propos de la constipation. Lorsque l'une de ces espèces de coliques devient d'une intensité extrême à faire rouler les malades sur le parquet, elle prend le nom de colique *miserere.* Que l'on sache bien que s'il y a plusieurs moyens de guérir les coliques, il n'en est pas une, de quelqu'espèce qu'elle soit, qui puisse résister à l'usage répété des pilules écossaises de Lebrun, dont nous avons donné l'indication dans d'autres passages. Les lavements, les cataplasmes, quelques infusions légères de thé, des bains tièdes seront certainement utiles, ainsi que quelques purgatifs ; mais il faut avouer qu'aucun médicament ne sera aussi souverain que les pilules écossaises de Lebrun.

Consomption. — Ce n'est point une maladie, mais bien un symptôme de maladie. La consomption, ou le dépérissement graduel, l'hectisie, est le résultat d'une affection chronique quelconque, de longue durée, et souvent incurable. Les affections de poitrine, les cancers, les maladies lentes et non curables du ventre, le carreau, par exemple, le rachitisme, le scrophule, toutes ces maladies entraînent de la consomption. Il est donc important de connaître ces maladies elles-mêmes, d'en faire le diagnostic pour pouvoir remédier à ce phénomène morbide. Nous renvoyons le lecteur à toutes les maladies dont il a été question.

Constipation. — Ce phénomène morbide est souvent sous la dépendance d'une affection réelle dont elle n'est qu'un symptôme ; d'autres fois la constipation constitue toute la maladie. Mais elle ne gêne que par la pesanteur abdominale qu'elle occasionne, des douleurs à l'anus, lorsqu'on rend des matières très-dures et de légères congestions cérébrales. Quelle que soit la cause de la constipation que nous ne nous attacherons pas à décrire, nous devons faire la recommandation la plus expresse de prendre des pilules écossaises de Lebrun, qui purgent légèrement, débarrassent le ventre, dégagent la tête et forcent dans tous les cas la résistance de la constipation la plus opiniâtre. Il faudra les continuer longtemps, peut-être toujours ; on n'en est jamais incommodé, et toujours toujours, elles soulagent. Nous devons, par la même occasion, bien recommander de ne pas faire usage habituel des lavements émollients, comme cela arrive à plusieurs personnes, car, le plus souvent, loin de faciliter les gardes-robes au bout d'un certain temps, ils entraînent une constipation opiniâtre. Donc, le seul et le meilleur remède sera les pilules écossaises de Lebrun.

Convulsions. — Nous ne devons ici nous occuper que des convulsions qui affectent l'enfance. Ces convulsions surviennent principalement chez les enfants ou sanguins ou vigoureux pendant la première dentition, ou chez les enfants lymphatiques, faibles, débiles, pâles ; elles sont dans ce dernier cas très-graves et occasionnées par une affection particulière du cerveau. Les convulsions peuvent aussi apparaître chez les enfants affectés de vers intestinaux. Quelle que soit l'espèce, les moyens propres à les combattre sont à peu près les mêmes. Si l'enfant est à l'époque de la dentition, il faudra favoriser un peu le dévoiement et donner de petits lavements émollients ; s'il est affecté de vers, il sera nécessaire d'user des moyens propres à les combattre. (Voyez *Vers intestinaux*.) Mais dans tous les cas, dès

que les convulsions apparaissent, il faudra faire prendre à l'enfant quelques cuillerées à café d'une potion calmante :

> ℞ *Eau de laitue* .... 60 grammes.
> *Laudanum* .... 3 gouttes.
> *Sirop d'éther* .... 1 gramme.
> *Sirop de fleur d'oranger*. 15 —

Puis, en même temps, on placera l'enfant dans son berceau,
en évitant que le jour frappe un peu trop ses yeux. Quelques compresses d'eau froide seront utiles à mettre sur le
front. S'il y a persistance dans les convulsions, et qu'il reste
même après des petits mouvements des muscles du visage, des
lèvres, etc., on devra se servir de sangsues appliquées derrière
les oreilles au nombre de 2, 4, 6, selon l'âge et la force des petits sujets. Si, malgré cela, les choses continuent, renouveler
le lendemain les sangsues, user de vésicatoires aux mollets,
purger avec du calomel en petite dose (1 à 2 grains en plusieurs
fois), et faire sur le front des frictions avec l'onguent napolitain,
en même temps que l'on entretiendra des compresses glacées
sur la tête.

La maladie à ce degré est alors très-grave, et il est de toute
importance d'appeler un homme de l'art qui, seul, peut diriger
le traitement de l'affection cérébrale qui a succédé aux convulsions.

Coqueluche.—C'est une affection nerveuse et catarrhale
à la fois des bronches; on lui donne aussi le nom de toux convulsive. Elle survient principalement de la première à la seconde
dentition; elle est rare chez les enfants à la mamelle. Les temps
froids et humides, de même que le séjour dans des localités basses
et humides, y prédisposent beaucoup. Les grandes personnes et
principalement les femmes, surtout celles qui nourrissent, peuvent en être affectées. La coqueluche est contagieuse. De ce
qui précède ressortent des indications préservatrices. Tenir les
enfants chaudement, afin d'éviter le refroidissement et l'humidité, principalement aux extrémités ; éloigner tout enfant d'un
autre atteint de la maladie.

La coqueluche a deux périodes ; elle débute d'abord par un
peu de malaise, de la pesanteur générale, un peu de fièvre ; puis
vient la toux qui est sèche, assez fréquente, un peu quinteuse.
De ce moment, il est bon de diminuer les aliments, de faire
prendre, matin et soir, une cuillerée à bouche de sirop pectoral
de Lebrun et des infusions de quatre fleurs, de fleur de violette,
que l'on sucrera avec le même sirop ; en même temps on fera,

sous les aisselles, des frictions, matin et soir, avec gros comme un pois de la pommade suivante :

℞ *Extrait de belladonne.*   60 centigrammes
 Axonge . . . .   30 grammes.

Le plus souvent ce traitement, continué pendant quelques jours, suffit pour arrêter les progrès de la maladie et la faire complétement cesser. Mais, dans le cas où elle serait soignée trop négligemment, les symptômes de la seconde période ne tarderaient pas à se moutrer ; ils ont, habituellement, une durée très-longue ; ce sont les suivants :

Toux quinteuse se répétant d'abord d'heure en heure ; puis, beaucoup plus rares, les quintes deviennent de plus en plus longues et se terminent par un ou deux vomissements. Dans l'intervalle des quintes l'enfant est gai, sans faiblesse, sans fièvre et demande à manger. Mais quelquefois la fièvre se renouvelle, et alors l'enfant maigrit de plus en plus, et il peut survenir des complications du côté de la poitrine et des intestins qui rendent quelquefois la maladie mortelle ; le traitement précédemment indiqué devra être mis encore en usage, et l'on devra principalement continuer, pendant tout le cours de la maladie, le sirop pectoral de Lebrun, qui est un bon calmant et un antispasmodique. Il sera ensuite nécessaire de recourir aux vésicatoires volants sur la poitrine ; on pourra aussi employer, avec beaucoup de succès, des frictions de pommade stibiée sur la poitrine, dans le but de faire naître une éruption sur la peau de cette région, et attirer ainsi l'irritation au dehors. Les boissons adoucissantes, les aliments légers et peu épicés, un peu de bon vin vieux coupé avec de l'eau, des vêtements chauds, etc. ; tous ces moyens ne devront pas être négligés. Mais le médicament qui, dans tous les cas, devra faire le fond du traitement, sera le sirop pectoral de Lebrun, en faveur duquel l'expérience la plus étendue, la plus sérieuse, s'est déjà prononcée sans retour.

Congélation. — Résultat de l'action du froid prolongé sur les parties vivantes. Les désordres qu'entraîne la congélation sont les mêmes que ceux des brûlures ; les degrés sont à peu près les mêmes. Si la congélation est légère, la maladie sera traitée, à l'aide de frictions, avec le baume Chiron. Si elle est grave à ce point que les parties mortifiées tombent en gangrène et se séparent des parties saines, comme il reste une plaie vive, elle sera traitée, ainsi que les autres blessures, à l'aide du baume Chiron. C'est, de beaucoup, le meilleur moyen que l'on puisse employer.

Contusions.
Coupures.
Coups. } Pour le traitement, voir ce qui a été dit à l'article *Blessure.*

Coup de sang. — (Voir *Apoplexie.*)
Le traitement préservatif et curatif est identiquement le même.

Courbature. — La courbature s'annonce par un sentiment de lassitude général, de brisement dans les jointures, et de la douleur dans les reins ; elle survient après une fatigue prolongée, une marche forcée, un effort pénible. Un bain chaud, le repos au lit, une bonne sueur à l'aide de boissons chaudes, telles qu'infusions de thé, de tilleul ; des frictions sur les reins avec le baume Opodeldoch, l'huile de cajeput bien pure, tels sont les moyens à employer. Si à cette courbature il s'ajoute de la fièvre et de l'inappétence, la diète, le repos au lit, aidés des moyens précédents, devront être mis en usage ; on pourra ensuite s'administrer une légère purgation à l'aide des pilules écossaises de Lebrun, pour dissiper cette sorte d'âcreté des humeurs gastriques et intestinales qui résultent d'un mouvement de fièvre.

Crachement de sang. — Si le crachement de sang succède à une toux sèche durant depuis longtemps, une petite saignée, des potions avec le cachou, le *sirop pectoral de Lebrun,* les boissons gommeuses devront être mises en usage sans aucun retard. Il sera nécessaire de se couvrir de flanelle, et dans la suite, de prendre pendant assez de temps de l'eau Bonne ou de l'eau d'Enghien, coupée avec du lait (un demi-verre d'eau et un demi-verre de lait matin et soir). Un régime léger sera de rigueur.
Dans le cas où les crachats rouges deviendraient rouillés, où il surviendrait de la fièvre, de la gêne dans la respiration, etc., on appellera immédiatement un médecin.
Si les crachements de sang surviennent d'emblée chez une personne très-sanguine, une forte saignée, les sangsues à l'anus, des bains de pieds synapisés, des aliments très-légers, des boissons délayantes seront immédiatement indispensables. Il sera ensuite nécessaire de faire usage des pilules écossaises de Lebrun, de temps en temps, à titre de léger laxatif, pour éviter le retour des accidents et empêcher ainsi les émissions sanguines qui fatiguent toujours beaucoup l'économie.
Les mêmes crachements de sang apparaissant chez des femmes fortes, pléthoriques et mal réglées, ne devront inspirer au-

cune crainte ; ils seront combattus de la même manière que les précédentes ; encore nous insisterons d'une manière toute particulière sur les pilules écossaises de Lebrun, car il existe souvent chez ces mêmes personnes des constipations très-opiniâtres qui fatiguent énormément les organes digestifs et même ceux contenus dans le bassin, en même temps qu'elles congestionnent les parties supérieures du corps.

Crampes. — Les crampes sont des contractions spasmodiques passagères et douloureuses des muscles. Les mouvements réguliers, les frictions sèches avec une flanelle, les font habituellement disparaître.

Les crampes d'estomac constituent une affection très-douloureuse et souvent de longue durée. Les potions antispasmodiques, un repos léger, les guérissent souvent ; mais si elles persistent, on se trouvera bien d'user de petits vésicatoires volants appliqués sur le creux de l'estomac et pansés chaque fois, jusqu'à ce qu'ils soient séchés, avec un huitième de grain d'hydrochlorate de morphine. On devra aussi user de légers laxatifs, des pilules écossaises de Lebrun pendant assez longtemps, car les crampes d'estomac laissent à leur suite de la constipation habituelle très-gênante et souvent opiniâtre.

Il a été parlé, à l'article *Choléra*, des crampes qui constituent un des symptômes les plus fréquents de cette maladie.

Crevasses. — Les crevasses sont des espèces de petites plaies linéaires étroites, souvent profondes, qui apparaissent sur les parties du corps, que l'on a l'habitude de livrer à des efforts pénibles et à des alternatives d'humidité et de desséchement, de froid et de chaud. Ainsi les pieds, les mains, les seins y sont très-sujets. Pour ce traitement, le meilleur moyen sera le *baume Chiron*. (Voir l'article *Blessures*.) Mais pour ce qui concerne les seins des nourrices, voilà la manière d'employer le baume Chiron : Il faudra en frotter les mamelons légèrement et souvent, sans craindre de rebuter l'enfant de têter, mais il ne faudra pas négliger, chaque fois que l'enfant aura têté, d'essuyer le mamelon avec un linge propre et fin et de le frotter avec le baume, parce qu'il est très-ordinaire que la salive, souvent âcre des enfants, occasionne les crevasses.

Couperose. — (Voir *Boutons au visage*, où cette question a été traitée.)

Croup. — Affection extrêmement grave du larynx et des bronches, caractérisée par la formation de fausses membranes

2*

qui finissent par obstruer les organes et déterminer l'asphyxie. Les enfants débiles, affaiblis par des maladies antérieures, y sont plus sujets que les autres. Le croup apparaît souvent à la suite des maladies éruptives, telles que la rougeole et la scarlatine. C'est une affection si grave, que l'on ne saurait la soigner sans le secours d'un médecin habile. Toutefois, dès que les enfants tousseront un peu, on s'occupera de faire cesser le rhume et l'irritation de poitrine en faisant prendre du sirop de *Lebrun* ou des boissons pectorales ; afin que l'on puisse, dès les premiers instants, donner des secours rapides aux petits malades, il est important de savoir quels sont les symptômes caractéristiques : fièvre, frissons répétés, fréquence du pouls, chaleur à la peau, bouffissure de la face, blancheur de la langue, tristesse, accablement ; il existe en même temps du rhume de cerveau et de poitrine, de la douleur à la gorge et au larynx, ainsi que de la rougeur des yeux, dont les paupières sont cernées ; plus tard, il survient de la douleur au larynx, la respiration est difficile, sifflante et sonore, produisant un bruit comparable à celui que produirait une feuille de froment mise en mouvement entre deux doigts par un souffle modéré ; la toux est violente, sèche, courte, répétée par quintes, rauque, éclatante, et causant toujours de la douleur à la gorge ; — on a comparé le bruit que fait la toux au gloussement d'une poule. La voix est enrouée, souvent grêle, tremblante, ou bien détonnante par secousses. La douleur de la gorge et la toux se répètent chaque fois que l'enfant veut avaler, et renouvellent les accès de suffocation et de strangulation, etc. ; tels sont les premiers symptômes qui doivent faire reconnaître la maladie, et recourir immédiatement aux soins d'un médecin intelligent.

D

Danse de Saint-Guy. (CHORÉE.) — C'est une maladie nerveuse, caractérisée par des mouvements désordonnés, irréguliers, involontaires, d'une partie des muscles du corps. Elle peut être congéniale et accidentelle. Elle est habituellement de très-longue durée, et très-difficile à guérir ; un médecin seul peut être chargé d'un traitement aussi long et minutieux ; toutefois, les bains froids et la gymnastique ne devront jamais être négligés, indépendamment des autres moyens que la science possède.

Dartres. — Il y a tant d'espèces de dartres, que si nous devions les diviser ici nous n'aurions pas assez d'un volume. Il est bien préférable et plus utile d'entrer immédiatement dans les indications générales relatives au traitement de ces fâcheuses maladies cutanées.

Au début, comme il y a toujours plus ou moins d'irritation, on devra employer les cataplasmes de farine de riz, les lotions avec de l'eau de son, les bains entiers, les douches de vapeur humides de deux jours l'un, avec persistance pendant une ou deux semaines ; en même temps on devra établir une révulsion sur les intestins à l'aide d'un purgatif. Les pilules écossaises de Lebrun, à dose progressivement élevée, seront indispensables dans cette circonstance. Mais s'il y avait, en même temps que la dartre, un sentiment de fatigue générale, de courbature, avec mal de tête, un peu de dégoût des aliments, on devrait, avant les purgatifs, faire pratiquer une petite saignée. Pendant cette période on prendra à l'intérieur des boissons rafraîchissantes, et au bout de quelques jours des tisanes amères, telles que la douce-amère, la racine de gentiane, des jus d'herbes (un verre chaque matin).

Si la dartre datait de longtemps et que les boutons ou les croûtes fussent secs, on emploirait, dans le but de les faire tomber, des cataplasmes émollients qui les ramolliraient ainsi que la peau et disposeraient à l'application et à l'action des autres médicaments extérieurs.

Si dans le premier cas l'inflammation légère a cédé aux moyens employés, et que, dans le second, les croûtes soient bien tombées, on emploiera ensuite les moyens suivants : On continuera avec persistance les pilules écossaises de Lebrun ; la dose devra en être plus élevée de manière à produire de fortes purgations. On fera sur la peau des lotions avec de l'eau de Barége, ou mieux, on prendra des bains de Barége artificiels. Si enfin les moyens ne réussissaient pas complétement, on ferait sur les parties malades deux fois par jour des onctions avec gros comme une noisette de la pommade suivante : — Précipité blanc, 50 centigrammes ; axonge, 30 grammes. On continuerait les boissons amères ou dépuratives, telles que le sirop de gentiane ou la tisane de racine de gentiane, le sirop de Cuisinier, les jus d'herbes, etc. Mais ce que nous ne devons pas nous lasser de recommander, c'est qu'il faut insister avec une grande persévérance sur les dérivatifs appliqués au tube digestif ; les pilules écossaises de Lebrun ne failliront dans aucun cas, il faut bien se le rappeler, à leur action ordinaire, et l'on en tirera toujours de merveilleux effets.

Démangeaisons. — Les démangeaisons sont habituellement occasionnées par une éruption de petits boutons presque imperceptibles appelés papules ou par des éruptions de taches rouges (Voyez *Urticaire*); enfin, pour toutes les maladies cutanées, les bains de son, les boissons rafraîchissantes, les purgations légères au moyen des pilules écossaises de Lebrun, prises en petite quantité, les feront cesser en très-peu de jours.

Dentition. (ERUPTION DES DENTS.) — On distingue une première et une seconde dentition.

A. Première dentition. — C'est habituellement de six mois à un an que l'on voit les gencives s'épaissir, se séparer en bosselures saillantes, en même temps que les enfants perdent le sommeil, s'agitent, se plaignent, portent les doigts à la bouche, bavent, ou mordent les corps qui sont à leur portée, après quoi les premières dents paraissent. Cet état peut durer plusieurs semaines.

L'ordre suivant lequel les dents sortent varie bien un peu, mais habituellement ce phénomène s'opère dans l'ordre suivant : de six mois à deux ans et demi paraissent, à des intervalles qui ne sont pas égaux, d'abord les premières incisives ou dents de devant, puis les secondes incisives ou latérales ; viennent après les premières molaires ou premières grosses dents. Les dents d'en bas sortent avant celles de la mâchoire supérieure.

La sortie des dents ne se fait pas toujours en même temps ni de la même manière, car on a vu des enfants naître avec une dent, *comme Louis XIV,* ou avec plusieurs dents ; d'autres fois, la dentition est retardée jusqu'au commencement de la deuxième année, ou plus tard encore, à l'âge de onze ans, par exemple ; on a cité un exemple de première dentition retardée jusqu'à l'âge de vingt-deux ans.

La première dentition doit être très-soigneusement surveillée, pour les maladies auxquelles elle peut donner lieu et qui deviennent quelquefois funestes :

1° Fièvre continue. — On la reconnaît à la chaleur brûlante accompagnée de sécheresse de la peau, à la rougeur et à la chaleur de la bouche; les enfants ne bavent plus, le pouls est très-fréquent si l'enfant est levé; il n'a plus envie de manger d'aliments solide, et il faut bien se garder de lui en donner ; il est alors très-altéré, et il est le plus souvent nécessaire de le remettre au sein pour quelque temps ; il lui vient à la bouche, au visage, des rougeurs, des éruptions qui gagnent souvent la tête et qui portent le nom de feux de dents; ils se montrent aussi aux parties, aux fesses et aux cuisses. Ces phénomènes peuvent cesser tout à coup, au milieu de leur plus grande intensité, mais le plus souvent, ils résistent assez et fatiguent beaucoup les enfants. Des bains tièdes, des lotions émollientes avec de l'eau de son, les décoctions de racine de guimauve sur les parties où siègent les *feux de dents*, la diète d'aliments solides et surtout de viandes, leur faire prendre du lait au sein d'une nourrice, et dans l'intervalle des petits repas, de l'eau d'orge coupée avec du lait de vache; de petits lavements huileux s'il y a de la constipation, un peu de sirop de roses pâles ou de sirop de chicorée; tenir les enfants tranquilles, dans une douce température; leur donner des corps durs à mâcher, tels que de la racine de guimauve, de l'ivoire, et inciser la gencive si elle résiste trop à la dent qui doit sortir, tels sont les moyens à employer dans cette circonstance.

2° Vomissements. — Ils se montrent quelquefois chez les enfants dans le cours de la première dentition, et ne sont que très-rarement l'indice d'une gastrique, mais ils prouvent toujours une surexcitation de l'estomac. La diète sera ici plus que jamais nécessaire; on pourra faire prendre avec beaucoup d'avantage des amers, tels que le sirop de quinquina, par exemple, par cuillerée à café, tous les matins, et les boissons délayantes et nutritives, que l'on donnera chaque fois en petite quantité, mais souvent suivies d'un utile secours.

3° Diarrhée modérée. — Elle prouve une déplétion utile, et il faudra bien alors se garder de l'arrêter, car l'on courrait le risque de voir survenir des accidents nerveux terribles; mais si elle est trop forte, il faudra songer à la modérer à l'aide de bains, de petits lavements émollients, et même de sangsues à l'anus (une ou deux); si elle devenait excessive, les boissons douces, le lait, par exemple, font alors le fond de l'alimentation; s'il n'existait pas de diarrhée, il faudrait songer à en établir comme nous l'avons dit dans un paragraphe précédent (Fièvre continue).

4° Trouble nerveux. — Les troubles du système nerveux pendant la première dentition sont le plus souvent d'une très-grande gravité : ce sont l'assoupissement et les convulsions; nous ne pouvons que renvoyer le lecteur à ce que nous avons dit du traitement à l'article *Convulsion*. Dans ces deux cas, il sera indispensable de recourir aux soins d'un médecin.

5° Trouble des organes de la respiration. — Une toux autant nerveuse que catarrhale fatigue souvent sans relâche quelques enfants, pendant les trois ou quatre jours qui précèdent l'éruption des dents et l'empêche de prendre quelque repos; c'est donc ici une double indication d'administrer par cuillerée à café, deux ou trois fois par jour, le *sirop pectoral de Lebrun*, qui est à la fois un calmant de la toux et un sédatif du système nerveux. Son emploi sera d'autant plus utile, qu'il agit promptement dans ces circonstances; si l'on ne prend certaine précaution, le croup peut succéder aux premiers troubles.

Enfin, on a vu souvent survenir des inflammations des yeux pendant la sortie des dents œillères. (Pour le traitement de ces inflammations, voir *Ophthalmie*.)

B. Seconde dendition. — Vers l'âge de sept ans, les dents de devant (incisives) s'ébranlent et tombent pour être remplacées par d'autres dents plus fortes, plus larges et plus longues, sortant en haut. Le renouvellement de vingt dents de la première dentition se fait dans le même ordre que leur éruption, mais avec plus de lenteur et d'irrégularité; et ce n'est qu'après, c'est-à-dire vers onze à douze ans, que perce la deuxième grosse molaire; la troisième tarde jusqu'à l'âge de vingt ans, et de plus elle porte le nom de dent de sagesse.

Le phénomène de la seconde dendition est bien rarement l'occasion de troubles dans l'économie, et lorsqu'il s'en montre, c'est bien plutôt à l'accroissement dû à cet âge que l'on doit les rapporter. Les fonctions des organes de la respiration doivent alors sérieusement être surveillées; on fera prendre, avec avantage, aux enfants qui tousseront, des boissons gommeuses, des sirops calmants; ils nous est inutile de préconiser de nouveau le *sirop pectoral de Lebrun*. S'il survient des glandes ou autres maladies, elles seraient traitées comme il est dit aux articles qui leurs sont consacrés.

Descente de matrice. — Les descentes de matrices, ainsi que tous les dérangements dans la position de cet organe important, sont bien plus fréquents qu'on ne le pense Malheureusement, la chirurgie est impuissante à guérir complétement ces restes de désordre; elle peut seulement, à l'aide de moyens mécaniques, éviter qu'ils ne deviennent nuisibles et par trop fatigants. Les femmes qui ne surveillent pas assez leurs suites de couches, et celles qui font de fausses couches, y sont très-prédisposées; les efforts, souvent renouvelés, peuvent aussi les occasionner. Les descentes de matrices exigent de grands soins de propreté; elles nécessitent les soins du médecin.

Devoiement.—Dyssenterie.—Ces deux affections, fort gênantes et souvent fort graves, qui ne sont, pour la plupart du temps, que deux degrés différents d'une seule et même maladie, se développent sous l'influence de causes nombreuses. Les causes les plus habituelles sont les vicissitudes atmosphériques et l'usage immodéré d'aliments; les fruits non encore ar-

rivés à maturité, ou mangés en trop grande quantité, les occasionnent également avec une intensité très-grande, à ce point
que très-souvent, et principalement en automne, ou la dyssenterie est très commune dans les campagnes , les malades rendent
du sang en très-grande quantité. On comprend bien qu'en évitant les causes on évitera aussi la maladie. Ne pas faire usage
de fruits, ou ne manger que des fruits bien mûrs à l'heure des
repas, telle est la première indication à suivre. Mais pour ce qui
est des variations brusques de température, on y obvie moins
facilement. Toutefois, il est des règles à suivre à cet égard : les
meilleures sont celles des pays chauds et que l'on met en pratique en Afrique, où la dyssenterie fait tant de ravages. Les saisons et les climats chauds sont ceux qui exposent le plus aux
transitions brusques.

On doit recommander, dans un climat comme en Afrique,
quand la chaleur est ardente, ou le temps humide, de ne pas
prendre de boissons trop froides ; l'eau pure est surtout mise de
côté ; on doit lui préférer les boissons toniques, telles que le
vin et le café ; les aliments toniques et stimulants, et les légumes féculeux , tels que le riz, par exemple, sont préférables.
L'usage de la flanelle est surtout recommandé ; il est bon, principalement en Afrique, de porter des gilets, une ceinture ou un
caleçon de flanelle. La même règle pourra, à peu de chose
près, être suivie dans nos climats pendant l'été et les saisons des
brusques variations de température, c'est-à-dire au printemps
et en automne, par les personnes qui se livrent à des travaux
ou à des exercices très-fatigants. On évitera sur toute chose de
prendre des glaces en été, dans l'intervalle des repas et après
une course pénible ; elles pourraient déterminer non-seulement
la diarrhée, mais une dyssenterie quelquefois rebelle ; souvent
elles ont donné lieu à de fortes attaques de choléra.

. La transition brusque du chaud au froid, le corps étant en
sueur, est, de toutes les causes, celle qui détermine le plus de
maladies aiguës, à ce point qu'un très-célèbre médecin anglais
du 17e siècle a dit que ces alternatives de température avaient
causé plus de mal au genre humain que la guerre, la peste et
la famine réunies. Les rhumes de cerveau et de poitrine, les
fluxions de poitrine, les rhumatismes, la diarrhée et la dyssenterie, etc., en sont les conséquences fâcheuses ; souvent même
deux ou trois de ces maladies, sous leur influence, surviennent en
même temps. A ce propos, un colon de l'Algérie nous racontait,
il y a peu de temps, que dès qu'il avait été soumis un instant à
un refroidissement, après avoir quitté un seul jour sa flanelle,
il était certain d'être pris d'un rhume de cerveau ; il éternuait,
et bientôt après survenait une colique des plus violentes, ac-

compagnée d'un besoin des plus impérieux, des plus fréquents, et aussi des plus incommodes.

Nous n'aurons que peu de chose à ajouter maintenant au traitement pour la diarrhée simple : de l'eau de riz, du sirop dé coings ou de gentiane; des lavements amidonnés avec dix à douze gouttes de laudanum, des bains simples; peu d'aliments, et encore faut-il qu'ils soient peu excitants, du vin de Bordeaux en petite quantité, tels sont les moyens de guérir la diarrhée. Mais si au dévoiement il s'ajoute du malaise général, de la fatigue, des coliques sourdes, de la douleur à l'anus, et que les selles soient teintes de sang, on fera très-bien, tout en continuant provisoirement le même traitement, de prendre les conseils d'un médecin.

Écrouelles. — Les écrouelles sont des plaies plus ou moins larges, mais en général assez étroites et à trajets fistuleux, qui surviennent à la suite des engorgements glanduleux abcédés; elles surviennent chez les individus scrofuleux. Nous traiterons plus bas les engorgements glanduleux; nous n'avons à parler ici que des moyens de traiter et de guérir les écrouelles qui, mal soignées, laissent toujours des cicatrices violacées et indestructibles; elles se montrent principalement à la région du cou.

Dès les premiers jours, on les panse avec un peu d'onguent de la Mère, pour faire sortir tout le pus contenu dans la glande abcédée. Dès que le pus commencera à se tarir, on pansera, comme il a été dit pour les autres plaies, avec le *baume Chiron*, mais si la plaie extérieure se trouve trop éloignée du tuyau foyer de supuration et qu'il y ait entre ces deux parties, sous la peau, un trajet fistuleux qu'il est toujours difficile d'atteindre et de sécher, on fera pratiquer une petite incision, comme le recommandent quelques médecins, et ce qui est beaucoup mieux, on y fera deux ou trois injections en trois jours avec le liquide suivant :

℞ Teinture d'iode, une cuillerée; eau pure, deux cuillerées; après cela, on appliquera un petit cataplasme pendant un ou deux jours, et l'on recommencera ensuite à panser de nouveau avec le *baume Chiron*; mais ce traitement extérieur ne suffit jamais seul, il faut un traitement intérieur tout spécial, dirigé contre le vice scrouleux, et qui sera indiqué d'une manière plus générale à l'article *Scrofule*. Toutefois, il sera indispensable d'administrer des pilules écossaises de Lebrun, de 1 décigramme d'iodure de potassium pendant plusieurs jours; puis on augmentera la dose jusqu'à quatre par jour, progressivement; elles devront être continuées, même après la guérison. Si, pendant le cours du traitement, il survenait, ou du dévoiement ou des maux d'estomac, on suspendrait les pilules pour un instant. Si, au contraire, il y avait de la constipation , on se rappellerait que c'est une chose fâcheuse que de ne pas entretenir la liberté du ventre, et l'on prendrait alors quelques *pilules écossaises de Lebrun* à titre de léger laxatif.

Le vin de quinquina, ainsi que le sirop de quinquina, de gentiane , de Portal, seront également pris en même temps avec beaucoup de succès, tous les matins, à la dose d'une à trois cuillerées, selon l'âge et la force des sujets.

Si, après la guérison, il reste un peu d'engorgement des glandes , et si en même temps que la cicatrice reste livide , elle se trouve trop boursoufflée, saillante, on fera usage, pendant quelque temps , du même traitement intérieur , sans négliger les pilules écossaises de Lebrun ; des frictions matin et soir, avec la pommade suivante :

> ℞ *Iodure de potassium*.   4 grammes
> *Axonge*............. 40   —

Le régime devra être très-tonique et nourrissant, et l'on mettra de côté toutes les crudités. Le bon vin, et la bière faite avec le houblon, seront aussi fort utiles.

Embarras gastrique.—Cette affection, très-fréquente et aussi très-difficile à définir, consiste, d'après la plupart des médecins, dans une sorte de plénitude d'estomac, formée par de la bile, des mucosités et du suc gastrique altéré. Elle est plus fréquente au printemps et en été qu'en hiver. Les personnes qui font usage d'une mauvaise alimentation , celles qui se livrent trop aux travaux de cabinet, celles qui font des excès de boissons, ou qui mangent une grande quantité de substances très-salées et épicées, y sont plus sujettes que d'autres. On reconnaît cette affection aux symptômes suivants : Perte d'appétit, bouche amère, soif vive, langue chargée d'un enduit blanchâtre ou jaunâtre, renvois acides, nausées et vomissements de matières, tantôt glaireuses et acides, tantôt vertes, bilieuses et amères ; en même temps les yeux, les ailes du nez et les lèvres ont une coloration jaunâtre, et les malades éprouvent de la pesanteur à l'estomac, ainsi que de la douleur au creux de l'estomac à la pression; il y a aussi quelquefois de la courbature générale, du mal de tête et un peu de fièvre. Si ces symptômes se prolongent, ils finissent par dégénérer et entraînent alors ceux de la fièvre typhoïde. Il importe donc de traiter et de guérir au plus vite l'embarras gastrique qui, en général, est une affection légère. Les uns ont préconisé les vomitifs et les purgatifs violents; mais cette médication a l'inconvénient, si elle ne guérit pas du premier coup, d'irriter l'estomac et d'entraîner les symptômes secondaires que nous avons indiqués; aussi a-t-elle été repoussée par d'autres médecins qui ne voyant, dans l'embarras gastrique, qu'une irritation de l'estomac, sont tombés dans un excès contraire, en n'employant que les adoucissants, qui le plus souvent ne calment pas l'irritation, et laissent dégénérer la maladie. C'est pour éviter ces deux excès et les inconvénients qu'ils entraînent, que nous préconiserons les purgatifs légers et les adoucissants à la fois. Ainsi, on se trouvera très-bien d'employer des *pilules écossaises de Lebrun*, à la dose de deux à quatre par jour, pendant quatre ou cinq jours, et d'aider à la purgation en prenant du bouillon de veau ou de poulet, et en ne faisant usage que de tisane d'orge et de chiendent, très-peu sucrée. Si, au bout de trois purgations, l'état de la bouche et de l'estomac se trouve modifié, s'il n'existe plus de courbature ni de mal de tête, et qu'il n'y ait point de fièvre, on augmentera les aliments légers et féculants, et on prendra quelques bains (deux ou trois dans une semaine), puis on secondera cette médication par l'usage de quelques lavements à la racine de guimauve, en dernier lieu. Après cela on pourra, sans inconvénient, reprendre sa vie habituelle. Dans le cas où le mal serait attaqué trop tardivement, et qu'alors il dégénérât en une maladie plus grave, il serait indispensable d'appeler un médecin expérimenté.

Embonpoint. (OBÉSITÉ.) — Embonpoint excessif. L'obésité n'est pas une maladie, mais ce n'est pas non plus l'état normal ; elle n'est pas la santé, c'est un état entre celle-ci et celle-là, une prédisposition morbide. L'obésité est au tissu cellulaire, si répandu dans l'économie, ce que la pléthore, dont nous parlerons plus tard, est au système sanguin. L'obésité, et même la seule disposition à cet état, sont trop faciles à reconnaître pour que nous entrions dans des détails à ce sujet. Seulement nous dirons, quelle qu'en soit la cause déterminante, qu'elle dépend toujours d'un défaut d'équilibre entre l'assimilation des aliments ingérés et les besoins nécessaires à la nutrition. Les sujets qui deviennent obèses retiennent donc plus d'aliments que l'économie ne fait de pertes chaque jour ; de même aussi qu'ils absorbent relativement plus de particules alimentaires que d'autres. Les moyens d'éviter l'obésité sont assez simples, et s'il est facile d'empêcher cet inconvénient, il n'est pas aussi facile de faire cesser l'obésité elle-même. Toutefois, les moyens sont les mêmes; ils doivent être employés avec une grande persévérance. On comprend, d'après ce que nous venons de dire, que la première indication sera de faire éprouver à l'économie des pertes assez fortes et souvent répétées ; pour cela, nous placerons en premières ligne les *pilules écossaises de Lebrun*, qui purgent légèrement, sans fatigue, et qui pourront être employées pendant long-temps. On ne fera jamais usage de la saignée. Il sera indispensable d'aider l'action des *pilules écossaises de Lebrun* par une action un peu fatigante ; on dormira après. On fera usage de mets très-légers et de légumes principalement ; le vin blanc sera également d'un bon usage, mais il faudra supprimer la bière. On a recommandé le café, les épices et certains excès que nous n'indiquerons pas, car nous pensons que le meilleur mode de traitement est celui que nous préconisons. Il n'aura jamais d'inconvénients, tandis que les autres peuvent en avoir de très-réels. Les *pilules écossaises de Lebrun*, nous le répétons, ou tout autre purgatif doux, devront être pris pendant très-long-temps. On a vu une personne maigrir par l'usage du bicarbonate de soude ; c'est, au surplus, un purgatif doux, mais on le supporte moins facilement et moins long-temps que les *pilules écossaises de Lebrun*.

Empoisonnement. — Si une personne tombe subitement malade, et qu'elle se plaigne d'une saveur âcre, acide, alcaline, amère, de châleur âcre ou brûlante dans le gosier et l'estomac, ainsi que d'une odeur infecte dans la bouche qui sera sèche ou écumeuse, l'haleine fétide et la gorge resserrée ; si la langue et les gencives sont d'un jaune citron, blanches, rouges ou noires, si une douleur se fait ressentir, plus ou moins vive, tout le long du tube digestif ; s'il y a des rapports, des nausées et des vomissements de différentes natures qui bouillonnent sur le carreau ; s'il y a des hoquets, de la constipation, si le pouls est petit et serré, la soif ardente, en même temps que des frissons fréquents ; s'il y a de la sueur froide, gluante, et que l'émission des urines soit difficile ou nulle, et que les urines soient très-chargées ; si la vue est obscurcie ou tout-à-fait abolie, la face plombée, jaunâtre, que le malade éprouve des vertiges, etc., etc., on pourra soupçonner un empoisonnement. Le premier soin sera d'envoyer chercher un médecin ; en attendant, on pourra faire coucher le malade.

Engelures. — Crevasses, etc. (Pour le traitement, voir ce qui a été dit aux articles *Congélation, Blessures, Contusions*, etc.)

Engorgement glanduleux. — Nous aurions tort, dans un livre comme celui-ci, de chercher à établir des distinctions assez nombreuses qui existent en fait entre les diverses

espèces d'engorgements glanduleux, car nous ne devons nous
occuper que de ce qui concerne le traitement de ces maladies. Or,
il en est de plusieurs espèces qui doivent être traitées de la même
façon. Nous devons dire seulement, sans nous occuper de savoir
s'ils surviennent chez les enfants, chez les jeunes femmes ou les
hommes, sans nous occuper de la nature des glandes malades,
qu'il est deux espèces principales d'engorgements glanduleux :
les engorgements aigus, et les engorgements lents, subaigus
chroniques. Un engorgement est aigu, lorsque la glande se développe vite, que la peau qui la recouvre est rouge, tendue, et
qu'elle procure de la douleur avec ou sans la pression des corps extérieurs, en même temps qu'il existe un malaise général, quelques
petits frissons irréguliers, de la fièvre, etc.; alors on devra employer immédiatement le traitement suivant : Le pourtour de la
tumeur sera couvert de sangsues, dont le nombre variera selon
l'âge et la force des sujets et le développement de la maladie.
Des cataplasmes de graine de lin, bien chauds, arrosés de huit
à dix gouttes de laudanum de Sydenham, seront tenus en perma-
nence jusqu'à ce que l'inflammation et la douleur soient tombées. Si
la première application de sangsues n'a pas assez dégorgé les parties, on en fera une seconde, et toujours des cataplasmes. La
diète sera de rigueur, et l'on usera de boissons adoucissantes,
telles que l'infusion de mauve, etc. Au bout de peu de jours, l'engorgement diminuera. Toutefois il arrive, le plus souvent, que
le traitement n'a pu être assez énergique pour amener la guérison complète, mais il a eu cet avantage d'enrayer la tendance
à la supuration, et devient alors subaigu ; il passe bientôt à l'état
chronique, et devra être traité comme il va être dit à cette
occasion.

Les engorgements lents, chroniques, surviennent principalement chez les enfants et tous les sujets d'un tempérament
lymphatique. Ces tumeurs ne donnent lieu qu'à une faible
douleur bien plutôt occasionnée par la pression de la tumeur sur
un nerf que par la tumeur elle-même : la peau n'est pas rouge
et il n'existe point de fièvre. Des cataplasmes seront employés
pendant deux ou trois jours, dans le but de ramollir les parties,
puis on emploiera sur la partie des frictions matin et soir, avec
gros comme une noisette de la pommade suivante :

℞ *Iodure de potassium ou de plomb.* 4 grammes
   Axonge. . . . . 50 —

Bientôt les cataplasmes seront supprimés, et l'on ne recou-
vrira plus la partie affectée qu'avec la flanelle qui aura servi à
faire les frictions. En même temps, on fera usage, en quantité
modérée, d'une alimentation tonique, presque exclusivement

composée de viandes rôties ou grillées ; on boira du bon vin ou de la bière amère au houblon ; on prendra matin et soir une tasse de tisane de douce-amère, ou bien du sirop de gentiane. Si l'engorgement tardait trop à se dissiper, et que le sujet fût trop lymphatique et même scrofuleux, on ferait usage de pilules d'iodure de potassium, comme il a été dit plus haut. (Voyez *Écrouelles*.) Il arrive, dans beaucoup de cas tardivement soignés, que l'engorgement se termine par suppuration, et qu'il se fait une plaie difficile à fermer ; on la traitera comme cela a été indiqué à propos des écrouelles et des blessures de toutes espèces.

Entérite. — Inflammation aiguë ou chronique du petit intestin. Nous ne donnerons pas tous les caractères qui appartiennent à cette maladie, parce qu'elle est de celles pour lesquelles il faut recourir au plus vite à la science du médecin. Notre but est seulement de prémunir les personnes qui en seraient atteintes, et de les mettre à même de s'administrer les premiers soins, toute perte de temps étant fâcheuse. L'entérite se déclare par des douleurs de ventre, sourdes, accompagnées de pesanteur, par des coliques qui précèdent les évacuations ; c'est assez dire qu'il y a de la constipation souvent opiniâtre, qui n'est interrompue que par une diarrhée bilieuse très-passagère, après laquelle il y a de nouveau de la constipation. Le ventre est tendu, un peu douloureux à la pression ; les malades rendent beaucoup de vents, et les garde-robes sont précédées en même temps par des gargouillements très-forts dans les entrailles. Il existe alors de la lourdeur de tête ; la bouche est sèche et pâteuse, la soif vive et l'appétit nul. La peau est sèche, le pouls dur, fréquent pendant la constipation, tandis qu'il devient flasque et mou s'il survient de la diarrhée. On éprouve aussi, dès le début, de la courbature générale, des tintements d'oreilles et des étourdissements. Tels sont les premiers symptômes de la maladie, qu'il est important de combattre par la diète, le repos au lit, les boissons délayantes (l'orge, le chiendent, les fleurs de guimauve sucrées avec du sirop de gomme ou de cerise), des lavements de décoction de graine de lin, ou de racine de guimauve, des cataplasmes sur le ventre, et le plus souvent quinze à vingt sangsues sur le ventre ou à l'anus, dès le début. Pour le nombre des sangsues, on considérera l'âge et la force des sujets ; c'est-à-dire que l'on en emploiera plus ou moins ; nous ne saurions trop recommander de recourir immédiatement aux secours éclairés d'un médecin.

Entorse. (FOULURE.) — L'entorse est le résultat de la torsion d'une articulation dans un sens ou dans un autre portée au-delà des limites des mouvements de cette articulation. Les ligaments sont toujours tiraillés et distendus , d'autres fois ils sont déchirés. De là deux espèces d'entorse, la seconde étant plus grave et partant plus longue à guérir que la première. Mais lorsqu'il n'y a pas fracture d'extrémité osseuse, le traitement est le même ; seulement, il est plus long, et il faut plus de patience lorsqu'il y a déchirure des ligaments. La partie affectée sera immédiatemeut placée dans l'eau froide pendant deux ou trois heures ; après on l'entourera de compresses imbibées d'eau froide que l'on renouvellera souvent, et que l'on maintiendra à l'aide d'une petite bande ; l'on continuera ainsi pendant deux ou trois jours, en observant le repos le plus absolu. Mais si, dès le premier jour ou les jours suivants, il survenait de l'enflure et de la douleur violente, on fera au pourtour de l'articulation blessée une application de dix à douze sangsues que l'on fera bien couler. Les piqûres de sangsues une fois desséchées et l'enflure diminuée, on reviendrait, pendant encore un ou deux jours, aux compresses d'eau froide ; puis on emploiera les bains locaux et les compresses d'eau blanche froide, que l'on finira par mêler avec un peu d'eau-de-vie camphrée. Il y a des circonstances, et même le plus souvent cela est possible, où l'on doit dès le début employer les compresses d'eau blanche et d'eau-de-vie camphrée. Le repos devra être gardé jusqu'à ce qu'il n'y ait plus de douleur pendant les mouvements de l'articulation. Enfin, nous devons ajouter que les premiers jours passés, on se trouvera bien de bander régulièrement et d'une manière un peu serrée la partie, afin qu'involontairement elle n'exécute aucun mouvement.

Épidémie. (MALADIES ÉPIDÉMIQUES.) — La disposition qu'ont certaines maladies à régner sur une population pendant un temps pour disparaître ensuite, sans cause connue, sans y avoir été apportée, a reçu le nom d'épidémie, par opposition à cette expression d'endémique qui désigne les maladies qui règnent dans une localité, où elles sont entretenues par une cause quelconque, et peu dans une autre localité située sous une autre latitude ou dans des conditions météorologiques ou géologiques tout autres. Le choléra, la rougeole, la suette, sont des maladies épidémiques ; les fièvres intermittentes, la fièvre jaune, la peste, sont endémiques. Le choléra, qui est épidémique dans nos climats, est endémique aux bouches du Gange dans l'Inde ; c'est de là que le fléau est venu s'abattre sur le monde entier, qu'il ravage depuis plus de vingt ans.

Épilepsie. (HAUT-MAL, MAL CADUC.) — Affection nerveuse

de la plus grande gravité, et presque toujours sinon toujours incurable. Les attaques devront être surveillées, afin que les sujets ne se fassent pas de blessures graves. Les placer dans un endroit où ils ne pourront pas se heurter contre des corps durs, les laisser tranquilles, éloigner les curieux, chercher à desserrer les mâchoires si la langue se trouve prise entre les dents, tels sont les seuls soins à prendre. Le reste est du ressort du médecin.

Époque critique. — (Voyez *Age de retour*.)

Éructation. (ROTER et ÉRUCTER sont synonymes.) — Les éructations tiennent le plus souvent à l'acidité trop forte et au séjour trop prolongé dans l'estomac des humeurs secrétées par la muqueuse de cet organe, ainsi qu'aux digestions laborieuses et aux repas trop copieux relativement aux forces digestives de l'estomac. Modérer les aliments qui seront doux, légers pendant quelque temps ; faire usage d'eau de Seltz pour aider aux digestions ; prendre le soir une légère infusion d'anis ou de feuilles d'oranger, de tilleul, etc., tels sont les premiers moyens à employer. Immédiatement après on se purgera pendant deux ou trois jours de suite avec les *pilules écossaises de Lèbrun*, et l'on se guérira facilement ; mais si les éructations revenaient très-fréquentes, il serait nécessaire, tout en continuant à modérer la quantité des aliments, de recourir de temps en temps, à intervalle de quatre à cinq jours, aux *pilules écossaises de Lebrun*.

Éruption. — On donne ce nom à l'apparition plus ou moins brusque d'une maladie caractérisée par de petits boutons ou des plaques rouges sur la peau. Une éruption est générale ou partielle. (Voyez les mots *Rougeole, Scarlatine, Petite-vérole, Urticaire*, etc.)

Erésipèle. — Inflammation de la peau, caractérisée par de la rougeur, qui s'efface à la pression du doigt, pour reparaître ensuite avec tension douloureuse, et quelquefois de la cuisson, et du gonflement de toute la partie atteinte. L'érésipèle n'étant que rarement limité, bien circonscrit, il a de la tendance à passer d'une région à une autre ; quelquefois même il finit par parcourir successivement toutes les parties du corps. Cette affection survient souvent d'emblée ; elle est alors causée par un mauvais état des voies digestives qui la précède, et qui est caractérisé par de la pesanteur d'estomac, de la tension du ventre et de la constipation ; la bouche est aussi pâteuse et amère ; il survient quelquefois des nausées. Il est alors nécessaire d'employer, avec les moyens locaux qui seront indiqués plus bas, les *pilules écossaises de Lebrun* à plusieurs reprises, dans le but de purger et de rétablir les fonctions digestives, tout en faisant une sorte de dérivation sur le tube digestif. D'autres fois, l'érésipèle succède à une brûlure irritée, enflammée, ainsi qu'à un bouton écorché, gratté. Dans quelques circonstances il se montre des épidémies d'érésipèle, et principalement au printemps. L'action trop prolongée du soleil sur la face et sur la tête l'occasionnent également. C'est alors qu'il est de toute nécessité de recourir aux sangsues derrière les oreilles, à la saignée même ; quant au traitement local, il consiste dans les moyens suivants : recouvrir la partie malade de compresses de flanelle imbibée d'une décoction de fleurs de sureau et une décoction de racine de guimauve ; au bout d'un ou deux jour on fera sur l'érésipèle des onctions avec de la graisse fraîche. On boira des tisanes délayantes, telles que l'infusion de fleurs de guimauve, etc., et l'on insistera particulièrement sur les *pilules écossaises de Lebrun*, à titre de doux purgatif. Si l'érésipèle se prolonge ou que la fièvre augmente, le cas devenant de quelque gravité, on verra un médecin.

Esquinancie. — (Voyez *Angine*.)

Etourdissement. — Nous ne ferions ici que des réflexions et nous n'indiquerions que le traitement dont nous avons parlé à propos des *Bruissements d'oreilles*; nous y renvoyons donc.

Evanouissement. (SYNCOPE.) — Perte subite, mais momentanée de connaissance, survenant sans cause connue, mais le plus souvent à la suite d'une émotion très-vive, agréable ou désagréable; une opération douloureuse en est aussi la cause, et dans quelques circonstances assez peu fréquentes, l'évanouissement est le symptôme d'une affection grave au cerveau, à la protubérance annulaire, quelle qu'en soit la cause. Dès qu'une personne éprouve de la lourdeur de tête, un froid général avec sueur froide au visage, aux extrémités, qu'elle sentira ses yeux se fermer, la pâleur couvrir son visage, et perdra immédiatement toute connaissance, on aura le soin de l'étendre dans la position honrizontale, et même il sera nécessaire que les pieds soient un peu plus élevés que la tête. On jettera avec la main un peu d'eau fraîche au visage. On donnera à flairer de l'eau de Cologne, du vinaigre aromatique, on laissera librement circuler l'air dans l'appartement où elle sera placée, et bientôt on la verra recouvrer ses sens. Alors, la laissant étendue sur le lit ou un canapé, pour qu'elle prenne un repos de quelques heures , on pourra lui donner quelques cordiaux ; un peu d'eau sucrée avec de l'eau de fleur d'oranger ou de l'eau de mélisse , pourra être également utile.

F

Faux-croup. — Inflammation œdémateuse de la muqueuse du larynx. Cette affection se montre le plus souvent chez les enfants de deux à six ans. Pour être passagère, elle n'est pas moins grave. Seulement, au milieu de la nuit, les enfants sont pris d'une toux glapissante, de suffocation, et la respiration fait entendre un sifflement assez fort ; la face devient tout à coup colorée et pâle, puis il y a un instant de repos, après lequel les mêmes accidents reparaissent. On appliquera immédiatement deux ou quatre sangsues au cou, et l'on arrêtera le sang après leur chute, pour ne pas trop affaiblir le petit malade ; quelque temps après, on fera vomir à l'aide d'un grain d'émétique dissous dans un demi-verre d'eau sucrée tiède, et donnée par cuilleré d'heure en heure , ou bien avec 30 centigrammes de sirop d'ipécacuanha. Si, après la seconde et la troisième cuillerée, les vomissements sont trop répétés , on suspendra. On fera boire de la tisane de guimauve ou de quatre-fleurs, etc. On aura au plus vite recours au médecin.

Fièvre. — La fièvre existe comme symptôme et comme maladie ; la fièvre elle-même, prise abstractivement, est caractérisée par des frissons fréquents, de la chaleur brûlante, de l'accélération plus ou moins grande du pouls, qui est aussi plus ou moins dur, de la sueur ou de la sécheresse brûlante de la peau, de la pesanteur et un malaise général, etc. Elle est alors aussi bien symtômatique d'une inflammation vive d'une partie du corps, qu'elle peut être maladie elle-même. Nous renvoyons donc à toutes les inflammations ou maladies fébriles dont nous traitons dans ce livre. Pour ce qui concerne les fièvres (maladies), ce sont des affections si graves et en général si difficiles à bien soigner, qu'il vaut mieux, fidèles à notre première intention, que nous conseillions d'appeler un médecin, que d'indiquer la manière de les traiter ; car nous rendrions plutôt un mauvais service au lecteur que nous ne lui serions utile. On indique des fièvres continues, intermittentes ; parmi les premières sont les fièvres simples, la fièvre typhoïde, la fièvre cérébrale, la fièvre jaune ; parmi les secondes, les fièvres de marais qui se montrent à intervalles distincts ; enfin, parmi les rémittentes se trouvent aussi quelques-unes de la première catégorie.

Fissure à l'anus. — Gerçure, espèce de petite éraillure spontanée, de petite plaie semblable à celles qui se forment aux mains des personnes qui touchent tour à tour de l'eau froide et de l'eau chaude. Les fissures à l'anus déterminent une douleur assez aiguë, de la cuisson, et en même temps la contraction de cet orifice, ce qui augmente beaucoup la douleur, et entraîne une constipation qui devient des plus opiniâtres.

Des bains tièdes, des boissons délayantes, des aliments en petite quantité, des lavements émollients, que l'on remplacera bientôt par des lavements à la décoction de ratanhia, tels sont les premiers moyens à employer ; mais il sera le plus souvent indispensable de cautériser une ou deux fois la petite fissure avec la pierre infernale, et puis la première irritation causée par cette cautérisation passée, on pansera avec du *baume Chiron* que l'en étendra sur une mèche qui sera introduite dans le rectum. Pour éviter toute espèce de frottement dur contre la fissure, et afin aussi de vaincre la constipation qui fatigue beaucoup les malades, occasionne des pesanteurs de ventre, des digestions laborieuses et des maux de tête, il sera indispensable de recourir de deux jours l'un, sinon tous les jours, aux *pilules écossaises de Lebrun*, qui relâchent légèrement la muqueuse du tube digestif. Si, à l'aide de ces premiers moyens, on ne parvient pas à guérir, une petite opération sera nécessaire ; mais il faut se souvenir que le moyen le plus puissant et à la fois le plus doux, le plus efficace contre la constipation consécutive, sont les *pilules écossaises de Lebrun*.

Fistules. — Elles pourront exister sur toutes les parties du corps et à l'anus. Dans ce dernier cas, elles sont très-fréquentes. On donne le nom de fistules à des trajets plus ou moins sinueux et étroits, situés sous les téguments (peau ou membrane muqueuse) et servant à faire communiquer des foyers de suppuration profonds avec la surface extérieure du corps. Leur traitement est du ressort de la chirurgie.

Fleurs blanches. — Maladie très-fréquente chez les femmes des grandes villes, chez celles qui ont eu beaucoup d'enfants, et qui ont été mal soignées, chez celles qui ont des suppressions. Lorsqu'elles sont accompagnées de pesanteur dans le bas-ventre, de cuissons pendant l'émission des urines, que la matière de l'écoulement occasionne des rougeurs aux cuisses, et tache le linge en jaune vert, les bains tièdes, simples, ou à l'eau de son, de deux jours l'un, les lotions tièdes matin et soir, les injections avec la décoction de graine de lin, de tête de pavot et de tiges de morelle, seront indispensables pour abattre les premiers symptômes ; ensuite, l'écoulement étant devenu plus blanc et non douloureux, au bout d'une douzaine de jours de soins, on fera trois fois par jour des injections avec la décoction tiède de ratanhia.

La constipation qui existe souvent alors sera combattue à l'aide des *pilules écossaises de Lebrun*, et l'on fera usage d'une alimentation légère, douce, de même que l'on boira quelques verres, par jour, de tisanes adoucissantes et délayantes. On marchera le moins possible, et l'on se tiendra chaudement sans faire aucun excès, Si, au contraire, l'écoulement est de prime-abord blanc, non douloureux, qu'il n'y ait que très-peu de pesanteur dans le bas-ventre, mais s'il survient des tiraillements et des pesanteurs d'estomac, des appétits bizarres, ou avec dégoût pour la viande et les corps gras, et appétence pour les mets acides, et qu'en même temps il se joigne à cela de la pâleur jaunâtre de toute la peau, des palpitations, des étouffements, des maux de tête, de la faiblesse générale et croissante, on ajoutera aux injections de ratanhia ou de solution de tannin à la dose de quatre à cinq grammes par pinte d'eau, l'usage de l'eau ferrée, des pilules ou des poudres de fer prises à la dose de cinq à six centigrammes en commençant chaque repas. L'alimentation sera très-nutritive et presque exclusivement composée de viandes rôties ou grillées ; on boira du vin coupé avec un peu d'eau de Seltz si les digestions sont trop laborieuses, et l'exercice modéré, sans fatigue, sera de toute nécessité.

Fluxion de poitrine. — Inflammation aiguë des poumons et de la membrane séreuse qui les enveloppe. Cette maladie reconnaît pour cause un refroidissement brusque, le corps étant en sueur. Elle s'annonce par de la gêne dans la respiration, de la toux, quelquefois quinteuse, avec crachats d'abord teints de sang, puis rouillés et offrant plus tard les colorations du jus de pruneaux, du sucre d'orge, après quoi ils deviennent purulents. Il existe aussi un point de côté très-douloureux pendant les aspirations, et les malades éprouvent un malaise général, de la fièvre, du mal de tête, de la soif vive, de la perte d'appétit : quelquefois il s'y joint des envies de vomir et des vomissements. Cette affection est très-facile à guérir, traitée sur-le-champ : il ne faut pas hésiter à recourir au médecin. Toutefois on pourra, de prime-abord, faire usage de boissons chaudes, émoll'entes, telles que l'infusion des quatre-fleurs, de fleurs de guimauve, d'eau gommée et de sirop de gomme ; mais nous engageons surtout à prendre du sirop pectoral de Lebrun, qui devra particulièrement être continué pendant la convalescence, dans le but de calmer et de guérir cette petite toux qui reste souvent assez longtemps après la guérison de cette affection.

Foie. (OBSRUCTION DU FOIE.) — Des pesanteurs de la région du foie qui est plus ou moins augmenté de volume, des digestions difficiles, laborieuses, des selles rares et par conséquent de la constipation, de l'amaigrissement, de la coloration jaunâtre des yeux et de la peau qui devient sèche, quelquefois de l'enflure des pieds ; tous ces symptômes principaux se joignant à quelques autres symptômes secondaires, caractérisent les obstructions du foie. On y remédiera en se soumettant à un régime léger presque exclusivement composé de viandes blanches et de légumes en petite quantité ; des boissons amères seront utiles, et il sera indispensable de prendre, avec quelque persistance, les *pilules écossaises de Lebrun* à titre de purgatif. Si plus tard les symptômes ne disparaissaient pas, ce qui est très-rare, c'est que l'affection augmenterait d'intensité, et il serait alors nécessaire de consulter le médecin ; mais si l'on agit dès le début, comme nous venons de le prescrire, et que l'on n'hésite pas à faire un usage suivi et persistant des *pilules écossaises de Lebrun*, on guérira infailliblement.

Folie. — Dérangement complet des facultés intellectuelles. Cette affection est essentiellement du ressort du médecin, et encore est-il très-rare de la guérir.

Fraîcheurs. — Le nom de cette affection indique assez son origine. Les symptômes sont des douleurs continues ou intermittentes, vagues ou limitées, qui s'exaspèrent pendant les temps humides et le renouvellement des saisons.

Des bains de vapeur et des douches, des sueurs ardentes, des boissons sudorifiques, telles que l'infusion de bourrache, de sureau, des frictions trois ou quatre fois par jour avec l'eau-de-vie camphrée, ou l'huile de camomille camphrée, ou le liniment oléo-calcaire ; enfin des petites purgations renouvelées deux fois par semaine avec les *pilules écossaises de Lebrun*, ou l'huile de ricin ou le jalap, en auront très-facilement raison. Il faudra surtout insister sur les frictions camphrées, les bains de vapeur et les sueurs abondantes.

Furoncle. (CLOU.) — Cette affection, trop commune et

connue de tout le monde, n'a pas besoin d'être autrement dé-
crite. On en aura vite raison en amenant la suppuration à l'aide
des cataplasmes, et dès que la petite tumeur sera un peu blanche à son sommet et molle, fluctuante, on fera ouvrir à l'aide de
la lancette, c'est le meilleur moyen d'en terminer vite ; mais si
l'on redoute l'instrument tranchant, on laissera le furoncle s'ouvrir de lui-même. On le pansera encore avec des cataplasmes, et
puis, l'inflammation tombée, le pus étant en partie sorti, on fera
des pansements comme cela a été indiqué aux articles *Blessures*,
Gerçures, avec le baume Chiron.

Les furoncles ont une grande tendance à se multiplier ; c'est
qu'alors leur point de départ est dans une mauvaise disposition
des voies digestives. On prendra donc à la fin des boissons
amères pendant quatre, cinq ou huit jours, telles que le sirop
de Portal ou de guimauve, et l'on se purgera durant ce temps
avec les *pilules écossaises de Lebrun* ; une alimentation peu
abondante, mais très-saine, sera indispensable, et par ces
moyens on empêchera cette affection gênante de se renouveler.

G

Gale. (MALADIE DE LA PEAU.) — Caractérisée par la présence de petites vésicules transparentes qui occasionnent des
démangeaisons intolérables, surtout le soir et par la chaleur du
lit. La vésicule est déterminée par un animal, ou le parasiste,
auquel on donne le nom d'*acarus scabiei*. Elle se communique par le contact prolongé, et l'on ne saurait impunément
coucher avec une personne affectée, ni porter ses vêtements,
sans la contracter. La malpropreté l'engendre également. Nous
venons de dire qu'elle occasionne des démangeaisons très-violentes, mais elle siége principalement entre les doigts, aux
poignets, aux plis du bras, aux aisselles et aux jarrets ; puis, successivement, les autres parties finissent par en être affectées.
Sur toutes les régions on aperçoit de petites vésicules auprès
desquelles se trouvent de petits soulèvements longitudinaux de
la peau formés par le passage de l'animalcule.

La gale nécessite pour son traitement les moyens suivants :
des bains sulfureux, de deux jours l'un ; pendant une dizaine ou
quinzaine de jours, des bains simples et des tisanes amères,
telles que le sirop de gentiane, ou l'infusion de douce-amère ;
une alimentation très-douce. Si l'on n'est pas à même de prendre des bains sulfureux, on fera soir et matin des frictions aux

poignets, aux plis des bras, aux aisselles et aux jarrets, avec
gros comme une noix d'onguent citrin. Enfin, pour terminer la
guérison, on aura le soin, dans le but d'éviter tout autre éruption à la peau, de se purger trois ou quatre fois en l'espace de
quinze jours avec les *pilules écossaises de Lebrun*, et l'on ne
négligera pas de prendre des bains de propreté. Les vêtements
qui auront servi pendant le cours de la maladie seront mis de
côté pour être lessivés, et n'être portés que fort longtemps
après.

Gangrène. — On donne le nom de gangrène à la mortification partielle ou complète d'une région du corps ou d'un
membre. Il y a deux espèces de gangrènes : 1° la gangrène sèche ou sénile, qui survient principalement chez les vieillards ;
elle affecte l'extrémité d'un membre et gagne toujours de proche en proche : le meilleur moyen à lui opposer, quand cela est
possible, c'est l'amputation du membre ou l'ablation de la partie ; 2° la gangrène humide, plus généralement partielle, peut
exister sur toutes les parties du corps et être le résultat d'une
inflammation vive ou d'une affection grave des humeurs ; le
scorbut, par exemple. Si elle est le produit d'une inflammation
violente, on la reconnaît à une plaque brune ardoisée qui se
forme sur une plaie en suppuration ou sur un point d'une surface rouge ; elle donne une odeur fétide. Le pourtour de la
plaque noire se soulève bientôt et laisse suinter un liquide roussâtre et infect ; bientôt la plaque se soulève elle-même, et finit,
en s'isolant tout-à-fait des parties molles, par tomber, en laissant à sa place une surface dénudée d'un rouge un peu livide
et saignant. Alors, on pansera avec des cataplasmes, pendant
deux jours, pour faciliter la chute de la plaque gangreneuse, et
l'on fera des lotions plusieurs fois par jour avec la décoction de
racine de guimauve. La plaque gangreneuse tombée, si la plaie
est toujours enflammée, on continuera les mêmes moyens ; mais
si elle est livide, on pansera d'abord avec de la poudre de quinquina ; on fera également des lotions avec la décoction de cette
poudre ; et puis, la plaie ayant repris un bon aspect au bout de
quelques jours, c'est-à-dire étant revenue rosée, ne donnant
plus une sécrétion fétide ni liquide, mais inodore et épaisse,
crémeuse comme le pus de bonne nature, on pansera avec le
baume Chiron pour faciliter et hâter la guérison. Le même
traitement sera usité pour la gangrène résultant d'une débilita-
tion de l'économie et d'une altération des humeurs. Seulement,
comme la plaque gangreneuse sera plus molle, plus noire, plus
infecte, qu'elle aura de la tendance à se propager davantage,
qu'il n'y aura pas d'inflammation, on supprimera les moyens

émollients, tels que cataplasmes et lotions de racine de guimauve, que l'on remplacera de prime-abord par des applications
toniques, la poudre de quinquina, les lotions de quinquina, etc.
Le traitement sera ensuite continué comme ci-dessus ; mais il
sera indispensable de faire prendre une bonne alimentation
tonique, proportionnée à l'âge des sujets, à leurs forces digestives et à l'intensité de la maladie ; on fera prendre des tisanes
amères, la douce-amère, la gentiane, que l'on pourra remplacer par le sirop de gentiane, etc.

Si la gangrène se déclare à la bouche, ce qui arrive très-souvent chez les très-petits enfants, pâles, faibles, chétifs et mal
nourris, les lotions de quinquina seulement seront employées
et non la poudre ; on renoncera également au *baume Chiron*,
si utile cependant pour toutes les autres régions où cette maladie se déclare. Il arrive très-souvent que la gangrène se déclare aux parties de petites filles atteintes de fièvres graves ; on
devra en conséquence exercer une surveillance très-active.

Les escarres gangreneuses qui se montrent au derrière des
personnes affectées depuis longtemps de la fièvre typhoïde seront
soignées de la même manière.

Gastralgie. (DOULEURS NERVEUSES DE L'ESTOMAC.)—Cette
affection existe rarement seule, presque toujours il s'y joint une
même affection de tous les intestins qui porte le nom d'enté-
ralgie. On donne à ces deux maladies réunies que nous allons
décrire simultanément le nom de *gastro-entéralgie*. Elles présentent diverses formes sur lesquelles nous ne nous étendrons
pas de peur d'établir de la confusion. Comme c'est une affection
très-fréquente et assez difficile à guérir, et qui très-souvent
nécessite la présence du médecin, nous devons énumérer avec
soin les causes qui la produisent, les symptômes qui la caractérisent, et le traitement qui lui est applicable. Les causes
sont : le tempérament nerveux, le sexe féminin, les périodes
de la vie sexuelle (elle est souvent héréditaire), la vie sédentaire, les travaux intellectuels, les affections morales concen-
trées, le défaut d'alimentation ou une alimentation de mauvaise
nature consistant en l'abus des substances végétales, des fruits
acides, des aliments relâchants, des boissons aqueuses ; les hémorragies abondantes, l'époque de la menstruation, l'état de
grossesse, les fleurs blanches et les pâles couleurs, une atmosphère humide chargée d'électricité ; enfin elle est endémique
dans de certains pays et rarement épidémique. Toutes ces causes
isolées peuvent amener la maladie ; elles agissent toutes d'une manière abrupte. Les symptômes sont : une douleur vive, aiguë,
déchirante, intermittente, diminuant par la pression, moins vive

après les repas et se manifestant plus souvent le matin ; la langue est quelquefois décolorée, large, nette ; l'appétit est souvent exagéré, souvent dépravé. Les personnes désirent surtout les aliments de haut goût et les boissons alcooliques ; tous les aliments ont pour elles une saveur métallique. A ces premiers symptômes nous joindrons les suivants : bâillements fréquents, vomissements muqueux, alternatives de chaleur et de froid à l'abdomen, soif normale, désir des boissons tantôt chaudes et tantôt froides, constipation fréquente ; déjections naturelles, souvent inodores ; battements exagérés de l'épigastre intermittents ; pas de fièvre, ou bien elle est intermittente, avec légers accès le matin ; chaleur naturelle ; pas d'amaigrissement ; caractère irascible, craintif, morose. Quelques-uns de ces symptômes suffisent pour caractériser la maladie ; il est très-rare de les trouver tous réunis sur la même malade. Nous ajouterons enfin que cette maladie, qui n'est jamais mortelle, est très-rare dans les campagnes et très-fréquente dans les villes. Les premiers soins qu'on prendra dans le traitement de cette maladie consistent dans des distractions, des plaisirs, l'exercice modéré, les promenades à cheval, en voiture, à pied ; renoncer aux travaux intellectuels et à une vie trop sédentaire ; puis, une alimentation très-saine, nutritive ; les viandes rôties ou grillées, les légumes féculents, le lait, le vin de Bordeaux, l'eau de Seltz seront de toute nécessité. Enfin, comme complément, on fera usage de potions avec l'éther ou l'opium pour calmer les douleurs, on emploiera les boissons toniques et amères, telles que la décoction ou le sirop de vin de quinquina ; les préparations de fer (l'eau ferrée, les pilules de Vallet, les dragées lactate de fer, la poudre de sous-carbonate de fer). L'emploi de ces divers moyens sera surtout bien indiqué à l'article *Pâles couleurs* ; ce traitement sera continué très-longtemps. Enfin, si la constipation que nous avons indiquée persistait trop longtemps et fatiguait par trop les malades, ce serait le lieu de faire usage des *pilules écossaises de Lebrun*, par petite quantité, pour relâcher doucement, et sans souffrance ni fatigue, par les voies digestives.

Gastrite. — Tel est le nom donné à l'inflammmation de l'estomac, qui peut être aiguë ou chronique. Cette maladie est très-rare à l'état aigu, et assez fréquente à l'état chronique, surtout chez les personnes âgées qui ont longtemps fait usage de boissons alcooliques et de mets fortement épicés. On confond presque toujours la gastralgie et l'embarras gastrique avec la gastrite aiguë ; les développements que nous avons donné à ces deux articles, et ceux dans lesquels nous allons entrer, dissiperont toute confusion fâcheuse. La gastrite aiguë peut vite passer à l'état chronique; elle devient alors très-grave, et la plupart du temps très-difficile à guérir.

Les causes de la gastrite aiguë, comme de la gastrite chronique, sont les mêmes, seulement elles agissent à des degrés différents et avec une rapidité différente. Elles consistent dans l'abus des boissons alcooliques, des aliments de haut goût, l'emploi trop répété des médicaments irritants : l'émétique, par exemple; l'ingestion dans l'estomac de poisons âcres ou narcotico-âcres, des poisons acides et corrosifs; les corps étrangers introduits dans l'estomac, les coups sur la région du creux de l'estomac; l'abus des boissons glacées le corps étant en sueur; les œufs de certains poissons, ceux de brochet et du barbeau, les moules, toutes ces causes occasionnent la gastrite, qui est plus fréquente dans les pays méridionaux que dans le Nord. Tous les âges, toutes les constitutions et les deux sexes y sont également sujets. Que l'on n'oublie pas ce que nous avons déjà dit, que cette maladie était très-rare.

La gastrite aiguë se reconnaît aux symptômes suivants : appétit diminué et souvent nul, bouche acide et sèche, langue rouge à la pointe, soif assez vive, sécheresse de la gorge, douleur à l'estomac après l'ingestion des aliments, accompagnée de pesanteur, de tension et d'une chaleur brûlante; pression au creux de l'estomac très-douloureuse; nausées, vomissements de matières très-acides et âcres; constipation, rarement du dévoiement. Tête douloureuse, lourde, congestionnée; battements dans les tempes; chaleur générale de la peau, sèche et brûlante; fièvre, faiblesse générale, dégoût de toute espèce de choses; le ventre est aussi plus sensible; chaleur à la pomme des mains.

Le traitement consiste dans l'emploi des boissons douces et gommeuses, mucilagineuses, tièdes et chaudes; des sangsues au creux de l'estomac, quelquefois une saignée, des lavements émollients, la diète prolongée; on ne peut que très-imprudemment recourir aux purgatifs et aux vomitifs. Après que la fièvre est tombée, que l'estomac est douloureux, tout en continuant les boissons gommeuses acidulées avec le sirop de groseille ou le sirop de cerise, on prendra quelques aliments très-légers et en petite quantité que l'on proportionnera à l'époque de la convalescence, et que l'on augmentera peu à peu et très-lentement. Des bains entiers chauds, des bains de pieds, etc., seront aussi très-utiles. On comprend que, pour une telle maladie, la présence du médecin est indispensable.

Gastrite chronique. — Elle succède souvent à la gastrite aiguë, mais très-souvent aussi elle apparaît d'emblée;

les symptômes qui la caractérisent ne diffèrent pas beaucoup des précédents, si ce n'est que la fièvre est moins intense, et que les douleurs épigastriques, plus sourdes, sont plus persistantes; l'appétit est plus prononcé, mais suivi toujours d'un gonflement douloureux de l'épigastre; l'amaigrissement progressif est souvent porté très-loin, de là un affaiblissement considérable. C'est une affection des plus graves qui ne saurait être traitée que par un médecin expérimenté. Nous n'en détaillerons pas le traitement; seulement, nous ajouterons la recommandation expresse de ne pas recourir aux purgatifs sans avoir consulté son médecin, car cela pourrait avoir les conséquences les plus fâcheuses.

Les détails dans lesquels nous sommes entrés sur l'embarras gastrique, la gastralgie et la gastrite, suffiront, nous n'en doutons pas, à faire bien distinguer ces maladies, et à mettre les personnes à même de se soigner elles-mêmes ou de recourir en temps utile à leur médecin.

Gencives engorgées. — Accident très-fréquent. Si les gencives sont simplement engorgées, sans qu'il y ait aucune affection concomitante, les gargarismes avec la décoction de racine de guimauve et le lait, ou la décoction de figues grasses et le lait, l'usage d'une alimentation douce et des bains tièdes, puis après les purgations avec les *pilules écossaises de Lebrun*, suffiront pour la guérison rapide. Mais si l'engorgement est accompagné d'haleine fétide, de saignement des gencives, on fera usage de la solution d'alun pour se frotter les gencives, et l'on se servira de la décoction de quinquina sucrée, du sirop ou du vin de quinquina.

Glaires. — Les accidents légers produits par les glaires secrétées en grande quantité dans l'estomac, qu'elles fatiguent par leur séjour et leur âcreté, sont très-fréquents à tous les âges. Chez les enfants à la mamelle, on donnera avec succès du sirop de chicorée à la dose d'une à trois cuillerées par jour. Chez les enfants au-dessus de deux ans (deux ans à sept ans), on emploiera l'ipécacuanha pour les faire vomir et les purger en même temps pendant deux jours de suite, le matin à jeun; enfin, chez les grandes personnes, il suffira de faire usage pendant quelque temps, à intervalle d'un à deux jours, des *pilules écossaises de Lebrun*, à dose assez fortement purgative. Les boissons douces seront en même temps utiles, ainsi qu'une alimentation légère.

Goître. — Tuméfaction considérable de la glande tyroïde située au-devant du cou. Cette affection, plus difforme que grave, est presque toujours incurable. Toutefois, à l'aide des préparations d'iode, on est parvenu quelquefois à de bons résultats. Un médecin seul peut entreprendre un semblable traitement.

Gourmes. — Cette affection, qui se montre chez les très-jeunes enfants, principalement à l'époque de la dentition, ou dans le cours de la convalescence d'une fièvre grave, est caractérisée par une éruption de pustules superficielles groupées en plus ou moins grand nombre ; elles sont d'abord d'un blanc jaunâtre, et sont remplacées bientôt par des croûtes minces ou épaisses, toujours rugueuses, lesquelles sont soulevées très-souvent par un suintement de matière liquide assez épaisse et opaque ; elles saignent dés que les enfants les déchirent, et font sans cesse éprouver une cuisson assez vive ou une simple démangeaison. C'est surtout au front, aux paupières, sur la peau de la tête, aux joues, aux lèvres et au menton qu'elles siégent. Elles occasionnent souvent des engorgements glandulaires au cou. Leur nom scientifique est : *impetigo larvalis*. Elles revêtent différentes formes qu'il ne nous est point nécessaire de décrire ici, car le traitement est toujours le même.

Pour amener la guérison des gourmes, on aura soin de lotionner les parties affectées avec de l'eau tiède, du lait, et de la décoction de racine de guimauve. Pour les enfants à la mamelle, on se trouvera toujours bien de conseiller aux nourrices de faire jaillir du lait sur la figure des petits malades. Mais si la démangeaison est très-vive, il sera nécessaire de faire prendre des bains entiers d'eau tiède simple, ou d'eau de son ; et puis il sera souvent indispensable de changer le lait ou d'en diminuer tout au moins la quantité, pour pouvoir faire boire de l'eau de gruau coupée avec petite quantité de lait de vache. Quelquefois si l'inflammation devenait trop vive et que la maladie eût trop de propension à s'étendre, on appliquerait une ou deux sangsues derrière les oreilles. Enfin, on aura aussi de bons résultats de légers laxatifs, le sirop de chicorée, par exemple, pour les très-jeunes enfants ; chez ceux au-dessus de deux ans, le calomel à la dose de deux à quatre grains par jour, ou le sulfate de soude à la dose de deux gros ; on ne suivra pas la méthode ancienne, qui consiste à appliquer un vésicatoire à demeure à un bras ; c'est une mauvaise pratique qui doit être désormais bannie. Les bains de Barrège ne seront employés que chez les grandes personnes affectées de la même maladie passée à l'état chronique, mais seulement après l'usage des médicaments émollients déjà indiqués, et du *baume Chiron* comme pansement.

Goutte. — S'il est une maladie qui exige une attention

toute particulière de la part des personnes affectées et des médecins, c'est, sans contredit, la goutte, affection toujours grave par la persistance ainsi que les souffrances qu'elle entraîne. C'est la maladie des gens riches ; elle est très-rare dans les campagnes et même dans les villes chez les classes peu aisées. Entrer dans tous les détails que comporte sa description complète, serait ici chose vraiment inutile, car elle est tellement difficile à guérir et à soigner, que l'on ne saurait trop tôt se mettre entre les mains d'un médecin. Seulement, nous ne passerons pas encore sans dire ce qu'elle est, ce qui la caractérise et les moyens usuels de la traiter. *Scudamore*, qui a fait une étude toute spéciale de la goutte, a dit : « La goutte est une maladie existant dans la constitution, produisant une inflammation locale extérieure, d'un genre particulier dont la susceptibilité dépend souvent d'une conformation et d'une constitution héréditaire, mais plus fréquemment encore tout-à-fait acquise ; ne se rencontrant pas avant l'âge de puberté, rarement au-dessous de vingt-cinq ans, et plus souvent entre l'âge de vingt-cinq et quarante ; affectant principalement les hommes et particulièrement ceux qui ont une poitrine large et développée, et qui sont doués d'un tempérament pléthorique ; se portant habituellement, dans la première attaque, sur un pied seulement ; le plus souvent sur la première articulation du gros orteil ; mais qui, lorsqu'elle revient, affecte les deux pieds ou d'autres parties, comme les mains, les genoux et les coudes, et non-seulement les articulations, mais encore les autres tissus appartenant aux organes du mouvement ; affectant différentes parties ensemble ou successivement ; souvent accompagnée d'une fièvre inflammatoire sympathique, qui est ordinairement marquée par des exacerbations nocturnes et rémissions le matin ; très-disposée à reparaître à des intervalles périodiques et pour la plupart du temps annoncée par quelques symptômes précurseurs. » — Cette définition comprend à elle toute seule l'histoire de la goutte.

Les moyens de guérir la goutte sont, en première ligne : une alimentation très-douce et légère, composée de légumes féculents et de viandes blanches rôties ou grillées ; très-peu de vin coupé avec de l'eau ; faire un usage constant d'eau de Vichy ; employer de temps en temps des purgatifs légers, tels que les *pilules écossaises de Lebrun* ; enfin on a eu de bons résultats de l'emploi de la teinture de colchique ; mais nous conseillons beaucoup de n'en pas faire usage sans ordonnance d'un médecin, car il peut en résulter quelquefois des inconvénients graves. Beaucoup d'autres moyens ont été préconisés, la plupart par des charlatans, d'autres par des hommes que leurs idées préconçues avaient abusés. Chaque attaque de goutte sera soignée au moyen des sangsues, si elle est forte, ou de cataplasmes seulement arrosés de laudanum; des potions laudanisées ou opiacées seront utiles. Quelquefois il arrive que les cataplasmes sont mal supportés et qu'ils aggravent même la douleur; certaines personnes se sont alors bien trouvées des compresses d'eau froide entretenues sur la partie douloureuse jusqu'à la fin de l'accès; mais cependant nous ne conseillons pas d'user de prime-abord de ce moyen. Tels sont les moyens les plus usuels et qui peuvent être employés sans aucun inconvénient, et souvent avec avantage par les personnes étrangères à la médecine. Nous ajouterons que la fin de chaque accès devra être utilisée par l'administration des *pilules écossaises de Lebrun.* Mais la goutte est une affection si grave, et dont l'origine date en générale de si loin, que l'on arrive le plus souvent trop tard pour la guérir; en sorte que l'on peut appliquer à presque tous les goutteux ces paroles désespérantes de l'*Enfer* du Dante : « Vous qui entrez ici, laissez tout espoir (*Lasciate ogni speranzza ô voi entrate*). »

Gravelle. — C'est une affection très-grave dans laquelle un sable, le plus ordinairement rougeâtre, mais quelquefois blanc, jaune, etc., ou de petites pierres variables quant à la forme, au volume et à la composition, s'échappent en même temps que les urines. Mais nous ne nous étendrons nullement sur cette maladie. Nous ne pouvons que recommander de la manière la plus expresse de recourir aux bons soins d'un médecin habile et spécial, car il serait très-dangereux de chercher à se soigner soi-même.

H

Hémorragie. — Perte de sang plus ou moins considérable. Il y a des hémorragies internes et externes. Les premières se font dans l'intérieur des cavités ou dans les organes; elles reconnaissent pour point de départ une rupture de vaisseau ou une attraction profonde de sang qui, trop liquéfié, transsude à travers les pores des vaisseaux capillaires. Elles sont entièrement du domaine du médecin. Le meilleur moyen à leur opposer est la saignée.

Les hémorragies externes sont, en général, produites par l'action des instruments tranchants, piquants, contondants, et par les armes à feu, qui, en même temps qu'ils divisent les tissus, font des solutions de continuité aux artères et aux veines. De là deux espèces d'hémorragies externes et traumatiques, les hémorragies veineuses et artérielles. Celles-ci surtout sont graves et ne peuvent être traitées que par un médecin ; toutefois on aura soin, dès le premier moment, de comprimer la plaie à l'aide d'une compresse d'eau fraîche et d'une bande bien appliquée. On reconnaîtra l'hémorragie artérielle à ce qu'elle fournit un jet saccadé, vigoureux, et du sang d'un rouge vermeil ; si l'on ne cherche pas à arrêter l'écoulement du sang, la mort peut survenir dans un court délai, quand surtout c'est une grosse artère qui est atteinte. Il n'en est pas de même lorsque l'hémorragie est fournie par une veine même d'un gros calibre ; car toujours, si la partie blessée n'est pas comprimée au-dessus de la blessure, le sang est noir, il s'écoule en bavant, et dès que la personne s'évanouit, il s'arrête. Une bande légère, de l'eau fraîche, le repos de la partie, suffisent pour les premiers soins.

Nous devons beaucoup insister sur un point qui est bien plus à la portée de tout le monde. Nous voulons parler des hémorragies qui se font par les piqûres de sangsues, chez les grandes personnes et plus fréquemment chez les enfants. Dès qu'on voudra les arrêter, ce qui n'est pas toujours très-facile, on placera sur chaque piqûre un morceau d'amadou bien moelleux, et on éloignera les cataplasmes dont on s'était servi pour faciliter l'écoulement du sang. Si ce premier moyen ne réussit pas après plusieurs tentatives, on emploiera la pierre infernale pour cautériser les petites plaies, et si l'on n'a pas à sa disposition de pierre infernale, on pourra cautériser d'une manière plus complète en passant sur la piqûre une tête d'épingle que l'on aura préalablement fait rougir à la flamme d'une bougie. Mais il est encore assez peu fréquent que l'on soit obligé d'en venir à ce dernier procédé. Si dans le cours d'une hémorragie il survient un évanouissement, on placera le malade comme cela a été dit à l'article *Perte de connaissance.*

Hémorragie cérébrale. — (Voir *Apoplexie.*)

Hémorragie pulmonaire. — (Voir *Phthysie.*)

Hémorragie du nez. — (Voir *Saignement de nez.*)

Hémorragie de la vessie. — (Voir *Pissement de sang,* etc.)

Hémorroïdes. — On donne ce nom à un gonflement

très-douloureux des veines du rectum, du pourtour de l'anus, qui forment ainsi des petites tumeurs intérieures ou extérieures, lesquelles laissent écouler de temps en temps du sang en quantité variable. Cette affection se développe chez les personnes vigoureuses, d'un tempérament sanguin et pléthorique, très-adonnées à la bonne chère, et les personnes qui sont astreintes à travailler toujours assises ; la grossesse la détermine très-souvent ; quelquefois il n'y a pas de tumeurs hémorroïdales, mais un écoulement de sang qui fatigue beaucoup et finit par déprimer considérablement les forces.

On traitera les tumeurs hémorroïdales à l'aide des sangsues au pourtour de l'anus, des bains entiers et d'un régime très-doux et léger. Lorsqu'elles se gonflent en faisant un bourrelet à l'extérieur, on les déprimera avec la main pour les faire rentrer. On gardera le repos en se couchant sur le côté ou sur le ventre, et l'on pourra avec succès s'introduire, dans l'anus, un morceau aminci de beurre de cacao. Mais sur toute chose, on aura le plus grand soin d'entretenir la liberté du ventre à l'aide des *pilules écossaises de Lebrun,* prises chaque fois en très-petite quantité, afin de relâcher seulement; car, dès qu'il y a constipation, ce qui arrive presque toujours à cause de la douleur qu'occasionnent les garde-robes, la position devient intolérable, et il arrive même qu'il se fait à la longue ce qu'on appelle une chute du rectum , qui consiste dans la sortie d'une portion de la muqueuse de cet organe, que l'on est obligé de rentrer après chaque selle. Les tumeurs hémorroïdales des femmes enceintes se dissipent le plus souvent après l'accouchement ; mais si elles persistent, elles seront traitées de la même façon.

Enfin, pour les simples éccoulements de sang sans tumeurs, on gardera le repos, on prendra de petits lavements à la décoction de ratanhia ou à la solution de tannin (50 centigrammes par 120 grammes d'eau) ; on prendra aussi des potions au cachou ou au ratanhia. Nous insisterons de nouveau, en terminant, sur la nécessité qu'il y a d'empêcher toute constipation dans le traitement des tumeurs hémorroïdales, et de prendre à dose modérée des *pilules écossaises de Lebrun ;* on s'en trouvera toujours très-soulagé.

Hernie. — Lorsqu'un organe s'échappe de la cavité qui le contient et vient faire saillie sous la peau ou tout-à-fait à l'extérieur, cela constitue une hernie. Les plus fréquentes sont les hernies intestinales, qui font saillie sous la peau, à la région de l'aine et à l'ombilic. Il ne faut jamais souffrir que l'on tente d'opérations pour la guérir. Les bandages sont les seuls moyens à leur opposer. Toutefois, lorsqu'elles s'étranglent, l'opération est indispensable ; elle est toujours très-grave.

Hydropisie. — Cette maladie est formée par un épanchement de liquide dans une cavité quelconque du corps, dans l'épaisseur du tissu cellulaire. Les hydropisies reconnaissent différentes causes, telles qu'une inflammation de la partie même où se fait. l'épanchement, une altération chronique d'un des principaux viscères voisins ou un arrêt à la circulation veineuse. Les hydropisies sont, pour la plupart, des maladies extrêmement graves, dont quelques-unes sont incurables, et pour lesquelles nous ne saurions trop recommander d'appeler un médecin. Il nous faut les indiquer en particulier, afin de dire tout le traitement qui leur est applicable ; mais, dans aucun cas, on ne saurait se soigner complétement soi-même sans courir les risques d'une aggravation des accidents qu'elles entraînent habituellement.

Hydropisie du ventre. (ASCITE.) — Cette maladie se développe seulement dans la cavité abdominale, et l'on voit alors peu après tout le corps s'amaigrir d'une manière considérable. D'autres fois, l'enflure débute par le visage, les bras, les cuisses, et enfin le ventre ; dans d'autres circonstances, le liquide s'accumule d'abord dans le ventre, et les membres inférieurs ne tardent pas à enfler, tandis que les parties supérieures restent à l'état normal. Longtemps avant les accidents, les malades ont été atteints de tuméfaction de la rate ou du foie, ou d'une maladie de cœur, ou d'une oblitération des veines de la cavité abdominale ; une maladie chronique des reins (rognons) l'occasionne aussi très-souvent.

La première indication à remplir dans ces sortes d'hydropisies comme dans celles des autres parties, c'est de favoriser la sécrétion abondante des urines à l'aide de tisanes de chiendent ou de queues de cerises et du sel de nitre. On aidera aussi à la transpiration cutanée à l'aide des bains de vapeur, des frictions sur la peau de tout le corps, avec un liniment excitant à la teinture de scylles et de cantharides, et de déterminer en même temps une sécrétion de la muqueuse du tube digestif de temps en temps. On emploiera à cet effet, avec le plus grand succès, les *pilules écossaises de Lebrun.* Enfin, la ponction deviendra inévitable dans quelques circonstances. D'ailleurs, comme nous l'avons déjà dit, la présence d'un médecin est indispensable pour diriger le traitement.

L'hydropisie de poitrine reconnaît pour cause également une maladie du cœur, une inflammation chronique ou un défaut d'équilibration entre l'exhalation séreuse de la lèvre et l'absorption qui se fait constamment à la surface de cette membrane.

Les mêmes moyens, plus des vésicatoires volants, fréquemment renouvelés sur différents points du côté de la poitrine affecté, seront nécessaires. On ne négligera pas la purgation à l'aide des *pilules écossaises de Lebrun,* ainsi que le recommande le savant médecin anglais Anderson. Si cette hydropisie ne donne pas à la poitrine comme au ventre un développement considérable , du moins elle occasionne une petite toux fréquente, sèche, une gêne très-grande de la respiration et une fièvre lente.

Hydropisies des articulations. — Elles ont lieu à la suite d'une irritation chronique de la synoriale articulaire, à la suite d'un coup, d'une chute. Alors on voit l'articulation se développer peu à peu, de manière à acquérir dans la suite un volume assez considerable. On trouve alors, au toucher, pratiqué avec les deux mains, qu'il y a dans la cavité articulaire une fluctuation très-manifeste et que la rotule est soulevée. L'indication sera la même pour le traitement que précédemment ; on fera garder le repos le plus absolu et l'on aura recours, comme pour les hydropisies de poitrine, aux vésicatoires volants souvent renouvelés. De plus, on emploiera la compression modérée à l'aide d'un bandage roulé bien appliqué.

L'hydropisie du tissu cellulaire (OU OEDÈME), se traitera de la même façon, c'est-à-dire que laissant de coté les vésicatoires, on aura recours aux boissons qui poussent aux urines et que nous avons indiquées, aux bains de vapeur, aux *pilules écossaises de Lebrun,* à la compression à l'aide d'un bandage roulé en même temps que l'on recommandera le repos.

Dans quelques circonstances, l'œdème des membres inférieurs a pour point de départ une irrégularité ou une suspension des règles. Il faudra lui appliquer le traitement qui sera indiqué à l'article *Suppression des règles,* sans se préoccuper beaucoup de l'influence elle-même, si ce n'est que l'on bandera les membres affectés.

Hypocondrie. — L'hypocondrie est une sorte de mélancolie, de tristesse qui s'empare des personnes, les porte à s'éloigner de tout le monde et à vivre dans l'isolement. Elle est très-fréquente chez les personnes nerveuses et sensibles, à la suite de chagrins violents, de travaux intellectuels trop assidus ; le travail du cabinet y dispose singulièrement ; les littérateurs, les poëtes y sont très-sujets. *Aristote* dit que tous les grands littérateurs de son temps étaient hypocondriaques. Bientôt à ces premiers phénomènes, purement nerveux et intellectuels, se joignent d'autres symptômes qui portent principalement sur des altérations des fonctions digestives et circulatoires, tels que de la dépravation de l'appétit, des chaleurs d'estomac, des pesanteurs dans le ventre, de la *constipation*, de la faiblesse générale, de l'essouflement et des palpitations après les mouvements un peu forts et précipités ; enfin, il s'y joint des maux de tête très-fréquents. Les distractions de toute espèce, les promenades à cheval et en voiture seront indispensables ; puis on ordonnera des aliments assez nutritifs, et si l'appétit s'éteint, on donnera de temps en temps, le matin, au moment du premier repas, un grain de rhubarbe ; les purgations à l'aide des *pilules écossaises de Lebrun* ne devront, dans aucun cas, être négligées ; elles ne fatiguent jamais, et le point important est de vaincre toute constipation pour permettre une bonne alimentation.

Hystérie. — Affection nerveuse qui est très-fréquente chez les femmes, très-rare chez les hommes. Elle se montre à l'époque de la première apparition des règles, ou plus tard, chez les personnes nerveuses, à la suite d'une émotion morale brusque et très-vive. Les attaques de nerfs, reviennent à des périodes indéterminées, et souvent occasionnées par une peine morale ; des douleurs d'estomac, des maux de tête, des douleurs névralgiques dans différents points de l'économie, etc., sont les symptômes qui appartiennent à cette affection, souvent très-longue et toujours assez difficile à traiter ; c'est pourquoi un bon médecin est toujours indispensable. Toutefois, les distractions, le mariage même, la suspension de la lecture des romans, des bains froids ou tièdes en toute saison, des lavements d'*assa-fœtida*, des infusions de valérianne en boisson, seront les premières choses auxquelles on devra recourir de prime-abord, avant que le médecin n'ait été consulté.

I

Incontinence d'urines. — On distingue sous ce nom l'écoulement involontaire, continuel ou intermittent, des urines. Elle peut dépendre d'une inflammation chronique de la

vessie, ou d'affections organiques de cet organe de la prostate ou
du canal. La paralysie qui résulte d'une lésion chronique de la
moelle ou du cerveau la détermine également, et elle existe
très-souvent chez les jeunes enfants pendant la nuit. L'incontinence d'urines résultant de lésions organiques ou de paralysie,
ne peut être traitée que par un médecin. Celle des enfants est
très-facile à soigner, il ne faut pour cela qu'un peu de surveillance, faire uriner les enfants avant de les coucher, les réveiller
pour les faire uriner, leur faire prendre des bains froids, leur
pratiquer des frictions légèrement stimulantes et toniques sur les
reins avec une flanelle sèche, leur donner peu de boissons ou
des boissons qui poussent peu aux urines. Tels sont les moyens
à l'aide desquels on parvient toujours à les guérir de cette petite infirmité très-passagère.

Indigestion. — Elle résulte d'une trop grande quantité
d'aliments dans l'estomac, relativement à ses forces digestives
actuelles ou habituelles. Cette indisposition fait beaucoup souffrir. On y remédiera en favorisant le vomissement des matières
contenues dans l'estomac à l'aide d'un peu d'eau tiède. On appliquera des serviettes chaudes sur le ventre ou des cataplasmes arrosés de laudanum; on prendra du thé léger. On donnera
un à deux lavements émolliens. Le lendemain et le surlende-
main on se purgera avec les *pilules écossaises de Lebrun*, qui
enlèveront très-vite le malaise intestinal qui résulte de l'indigestion ; on mangera très-peu et des aliments légers, puis après,
entièrement rétabli, on pourra reprendre son genre de vie, mais
il sera toujours utile, pour éviter les indigestions, de faciliter
les garde-robes après un repas trop copieux ou de fortes liba-
tions en prenant, sept ou huit heures après, des *pilules écossaises de Lebrun.*

J

Jaunisse. (ICTÈRE.) — Cette affection est caractérisée par
la coloration jaunâtre de tous les tissus extérieurs. Elle reconnaît pour causes les chagrins, les émotions morales, vives, les
travaux prolongés de cabinet, les mauvaises dispositions des
voies digestives, les excès de boissons alcooliques. Une indigestion très-forte peut quelquefois en être le point de départ ;

les coups sur la région du foie, les engorgements aigus ou chroniques de cet organe, la formation de pierres dans le foie, toutes ces causes peuvent donner lieu à la jaunisse, qui débute par les yeux, le pourtour des lèvres, la figure, le cou, la poitrine, les bras et enfin le reste du corps. La coloration jaune offre différents degrés. En même temps les urines deviennent foncées et couleur acajou, les excréments se décolorent et deviennent grisâtres ; en un mot, la bile, au lieu d'être chassée par le tube digestif, est passée dans le sang. D'autres symptômes se joignent aux précédents ; ce sont : les douleurs de tête, la perte d'appétit, l'amertume de la bouche, qui est pâteuse, de la faiblesse dans les jambes. Il survient aussi quelquefois une éruption papuleuse sur quelques parties du corps, mais surtout à la paume des mains et aux poignets.

On traitera cette maladie au moyen de boissons adoucissantes, telles que le chiendent, la limonade cuite dans laquelle on ajoutera deux à trois feuilles de chicorée sauvage ; on boira de l'eau de Seltz, on prendra des bains simples ou à l'eau de savon ; mais ce qui sera surtout convenable, ce sont les *pilules écossaises de Lebrun*, avec lesquelles on se purgera très-bien et sans fatigue pendant plusieurs jours de suite, après avoir préalablement fait usage des moyens ci-dessus énoncés.

La jaunisse qui a pour point de départ un coup sur la région du foie, ou bien une affection aiguë ou chronique de cet organe, et qui donnera lieu à de la fièvre, devra être traitée par un médecin, car c'est alors une maladie qui peut devenir très-grave, si elle est un peu négligée.

L

Lombago. — Rhumatisme ou fraîcheur des muscles du dos. Cette affection est seulement un peu douloureuse ; elle donne rarement lieu à de la fièvre, et sa durée est de peu de jours. Des frictions avec de l'eau-de-vie camphrée ou de bonne huile de cajeput, des bains de vapeur, des boissons sudorifiques, telles que la tisane de bourrache bien chaude et miellée, et enfin une légère purgation avec les *pilules écossaises de Lebrun*, tels sont les moyens qui auront raison de cette affection en très-peu de jours.

M

Mal de gorge. — (Voyez *Angine.*)

Mal d'aventure. — (Voyez *Panaris.*)

Migraine. — Affection nerveuse du cerveau, qui n'affecte qu'un seul côté d'habitude, qui est à des périodes plus ou moins éloignées, et donne très-fréquemment lieu à des maux d'estomac et à des vomissements. Cette affection est très-douloureuse. Les tempéraments nerveux y sont très-sujets, et les émotions morales vives y prédisposent beaucoup. Les femmes, pour plusieurs motifs inutiles à énumérer, y sont p'us disposées que les hommes. Ceux-ci sont plus sujets aux maux de tête ou aux congestions cérébrales, ce qui, la plupart du temps, est la même chose. Eviter les émotions morales, se fatiguer peu, faire usage d'eau sédative ou seulement de compresses fraîches que l'on place sur le front, prendre, pendant un certain temps, des pilules de valérianate de zinc d'un décigramme chaque, prendre des bains de pieds, employer pendant les accès du thé, ou bien de l'infusion de polonia, tels sont les meilleurs moyens à employer qui aient été préconisés, encore ne guérit-on jamais la migraine ; le mieux, quand on en est atteint, est de se mettre au lit, de dormir, de garder la diète, le repos enfin, et l'accès passe avec assez de rapidité.

Mal de tête. — (Voyez *Congestion cérébrale.*)

Meurtrissure. — Les meurtrissures sont occasionnées par l'action, plus ou moins violente, des agents extérieurs durs sur les tissus qui deviennent peu après noirs, puis pâlissent et prennent une coloration jaunâtre qui s'efface peu à peu pour faire place à la coloration normale.

Des compresses d'eau fraîche seule ou mêlée à de l'alcool, de vulnéraire, suffisent pour les dissiper. Quelquefois, on applique autour des parties blessées trop profondément des sangsues ; mais si l'action a été trop violente et qu'il en résulte une plaie contuse, après avoir pansé d'abord avec des compresses d'eau fraîche, on emploiera, avec beaucoup de succès, le *baume*

Chiron, qui a été déjà indiqué au traitement des blessures. Si la meurtrissure était assez profonde pour intéresser les tendons et les os, on aurait recours à un médecin, car alors le traitement est beaucoup plus compliqué et plus difficile à exécuter.

Muguet. — Affection caractérisée par de petites plaques blanchâtres ou pseudo-membraneuses qui naissent sur la muqueuse de la bouche des enfants à la mamelle qui souffrent d'un mauvais traitement. Le muguet est quelquefois très-grave ; il est quelquefois épidémique dans les hôpitaux d'enfants. On devra beaucoup surveiller la propreté des seins de la nourrice, et panser avec soin les crevasses du mamelon qui en sont souvent la cause. Dans certaines circonstances, l'enfant atteint de muguet le communique au sein de la mère. C'est donc un double motif de les tenir dans une grande propreté, chaque fois que l'on aura donné à téter à un enfant atteint du muguet. Le traitement de cette maladie est le même que celui qui a été indiqué à l'article *Aphthes*.

N

Névralgie. — Cette expression vient de deux mots grecs qui signifient souffrance d'un nerf (*neuron*, nerf, *algos*, douleur). Là, en effet, est toute l'indication que nous puissions donner, dans un espace aussi restreint, sur l'histoire de cette maladie. Nous ajouterons que cette maladie peut atteindre tous les nerfs sensibles de l'économie ; que les plus fréquemment atteints sont les nerfs de la face, du cuir chevelu, du cou, de la poitrine, et enfin les nerfs sciatiques, qui sont situés à la partie postérieure des cuisses et se dirigent du pli de la fesse jusqu'à l'extrémité inférieure de la jambe ; que le froid humide, que les coups, certaines altérations du sang, telles que celles qui surviennent à la suite des pâles couleurs, les occasionnent, et qu'enfin elles sont le plus souvent intermittentes, à périodes irrégulières. Elles ne s'accompagnent jamais de fièvre, mais elles fatiguent beaucoup par les souffrances souvent excessives qu'elles occasionnent.

On les traite à l'aide de frictions avec le liniment camphré, ou avec des mouches d'extrait d'opium appliquées sur les trajets douloureux, ou mieux, à l'aide de vésicatoires volants appliqués sur les nerfs atteints, et que l'on pansera avec un centigramme de chlorydrate de morphine. Quelquefois aussi on emploie le sulfate de quinine à haute dose à l'intérieur, en pilules, en poudre ou en potion, principalement lorsque le froid humide en est la cause, et que les névralgies reviennent à périodes régulières. Il sera utile de se tenir chaudement, d'éviter l'humidité, et de prendre une bonne alimentation. Il pourra devenir nécessaire à la fin, dans quelques cas, rares d'ailleurs, de se purger avec les *pilules écossaises de Lebrun.*

Nourrice. — Lorsque nous nous sommes occupés de l'article *allaitement*, nous sommes entrés dans quelques détails sur lesquels il est inutile de revenir.

Est-il convenable qu'une mère nourrisse plutôt que de confier son enfant à une étrangère ? Nous répondrons toujours par l'affirmative, si la femme qui vient d'enfanter est d'une bonne constitution, d'un tempérament solide, qu'elle ait de bonnes glandes et du lait. Mais si ces conditions manquent, si en outre il survient dans le cours de l'allaitement des engorgements par trop forts des seins, il sera nécessaire d'avoir recours à une nourrice. C'est donc du choix d'une femme bien apte à nourrir que nous devons nous occuper.

La femme que l'on choisira pour nourrice devra être brune, à peau plus ou moins basanée, ou châtain foncé, au teint frais et rose. Les femmes blondes presque toujours lymphatiques, devront en général être repoussées, si ce n'est dans des cas exceptionnels, ainsi que les femmes aux cheveux rouges.

Elle devra être d'une taille bien prise, aux fortes épaules, d'une bonne constitution, ayant de bonnes mamelles desquelles le lait s'écoule avec la plus grande facilité à la pression de la base du mamelon. Le lait devra être blanc, crêmeux et légèrement sucré. On devra préférer une femme dans la force de l'âge, de vingt à vingt-huit ans, plutôt qu'une femme de seize à vingt ans. Il faudra soigneusement examiner si elle est d'une bonne santé, et si elle ne porte sur aucune partie du corps des traces d'une maladie de la peau ou tout autre. Les dents et la bouche devront être très-saines ; enfin son lait ne devra pas être trop ancien. A quelques-unes de ces règles que nous venons d'indiquer, il y a des exceptions. Ainsi nous avons dit que l'on devait de préférence prendre une femme forte, qui eût beaucoup de lait, assez épais, fort et très-nutritif ; mais lorsque les enfants seront grêles, petits et faibles, qu'ils auront des digestions difficiles, on choisira une femme moins forte et plus en rapport avec la constitution de son nourrisson ; de même que si l'on se trouve avoir une bonne et forte nourrice pour un petit être maigre et chétif, l'allaitement devra être moins fréquent dans les premiers temps de l'existence, et l'on aura soin de faire boire à l'enfant, dans les intervalles, un peu de gruau ou d'orge très-léger coupé avec un peu de lait de vache ; de même aussi l'alimentation de la nourrice devra être plus légère, plus rafraîchissante et moins nutritive. L'allaitement, dans de telles circonstances, ne devra augmenter que graduellement, à mesure que l'enfant prendra plus de volume et digérera bien.

Nourrir. — (Voir *Allaitement et Nourrice.*)

O

Ophthalmie. — Inflammation de la surface du globe de l'œil et des paupières. Elle est plus ou moins aiguë, plus ou moins intense. Elle passe facilement à l'état chronique, et peut très-souvent donner lieu à des désordres graves si elle est négligée. Elle se manifeste par de la rougeur à l'œil et aux paupières, de la douleur vive, qui fait croire que l'on a un corps étranger, tel qu'un gravier, par exemple, entre les paupières, de la difficulté à ouvrir l'œil atteint, qui est larmoyant et regarde difficilement la lumière ; il survient ensuite de la suppuration plus ou moins abondante, et il se joint presque toujours à ces premiers symptômes locaux du mal de tête. Les coups d'air, les corps étrangers, les coups sur les yeux en sont les causes les plus habituelles, ainsi que certaines altérations des humeurs produites par les vices scrofuleux et syphilitique.

Les premiers soins à y apporter consisteront en des lotions avec la décoction d'eau de guimauve tiède, des compresses imbibées de ce liquide souvent placées sur les yeux, et l'on évitera en même temps le contact de la lumière ; des sangsues derrière les oreilles, des purgations avec les *pilules écossaises de Lebrun* seront mises en usage avec beaucoup de succès ; mais le traitement de l'ophthalmie qui est un peu intense, ainsi que celui de cette espèce d'ophthalmie qui atteint si souvent les enfants à la mamelle, devra être confié aux soins d'un médecin.

Oppression. — Difficulté plus ou moins grande de respirer. Le traitement applicable à cette affection est celui que nous avons indiqué en parlant de l'asthme. Nous dirons toujours que le meilleur moyen d'y remédier sera d'user assez largement du *sirop pectoral de Lebrun.*

P

Pâles couleurs. (CHLOROSE.)— Cette affection se montre chez les jeunes filles à l'époque de la première apparition des règles et chez celles qui sont mal réglées, chez les femmes placées dans les mêmes circonstances ou qui ont fait longtemps usage d'une alimentation insuffisante, et enfin quelquefois à l'époque de la puberté, ou plus tard. L'affection est alors un peu différente dans ses manifestations, et on lui a donné une dénomination qui est aussi un peu différente (*chloro-anémie*); mais le traitement est toujours le même.

Une altération générale du sang, qui est devenu trop fluide et a perdu de ses parties solides, constitue le fond de cette maladie, que l'on reconnaît aux symptômes suivants : pâleur générale, amaigrissement lent, effacement des veines superficielles, appétits bizarres, dégoût pour les viandes et les corps gras, appétence pour les mets acides et épicés, tiraillements d'estomac avant les repas et sensation d'un gonflement excessif de cet organe avec chaleur brûlante après le repas ; maux de tête, palpitations de cœur avec essoufflement aux moindres mouvements ; faiblesse générale. Les règles ne sont pas encore établies, ou bien, si elles existent encore, le sang est très-fluide, pâle et décoloré. A la fin, les règles se suppriment chez les femmes qui ont déjà vu, et il s'y joint des pertes blanches.

Chez les hommes, tous ces phénomènes existent, mais moins marqués. A tous ces symptômes, nous pouvons ajouter des douleurs névralgiques errantes qui se montrent tantôt sur un point, tantôt sur un autre. Une bonne alimentation, composée exclusivement de viandes noires rôties ou grillées ; du bon vin de Bordeaux, de l'eau ferrée faite avec des clous rouillés, que l'on placera à demeure dans une carafe ; des préparations ferrugineuses, telles que le sous-carbonate de fer, les pilules de Blauds et de Valette, le lactate de fer, les pilules de tartrate de fer et de potasse, le vin ou le sirop de quinquina que l'on prendra le matin à jeun. Après quelque temps d'un usage assidu, la guérison de cette affection et le rétablissement des règles chez les femmes ne se feront pas attendre. Un exercice modéré et progressivement augmenté ; les courses à cheval, l'éloignement des grandes villes, l'habitation dans les campagnes, seront aussi nécessaires, de même qu'il sera indispensable d'éloigner les causes qui auront amené cette affection.

Palpitations. — Les palpitations du cœur dépendent de beaucoup de causes : la principale est une altération du sang (*chlorose*) ; la seconde, une affection organique du cœur (*anévrisme*) ; la troisième, une affection nerveuse (*palpitations nerveuses*, *hystérie*). (Voyez, pour les symptômes et le traitement, ces différentes maladies.)

Panaris. — Tel est le nom donné aux inflammations qui affectent les tisssus qui composent les doigts ; les orteils, protégés comme ils le sont, en sont rarement atteints.

Il y a trois sortes de panaris ; mais les distinctions établies reposent bien plus sur les degrés plus ou moins avancés de la maladie, que sur sa nature même. On distingue un panaris érysipélateux ou superficiel ; un panaris phlegmoneux, qui se termine toujours par suppuration ; et les panaris tendineux et fibreux, qui affectent les tendons et les tissus fibreux profondément situés. Le panaris est alors fort grave.

Le panaris superficiel donne lieu à de la rougeur de la peau, un peu de gonflement de l'extrémité du doigt atteint, et un peu de douleur. Il est habituellement limité au pourtour de l'ongle ; c'est pourquoi on lui a aussi donné le nom de *tourniole*. Les cataplasmes à la farine de graine de lin, les bains dans de la décoction de guimauve, suffisent pour le guérir.

Le panaris phlegmoneux donne lieu à un gonflement très-intense, avec tension de la peau, qui est rouge, presque violacée quelquefois, et de la douleur violente avec sensation et battement. Le toucher de la partie malade est extrêmement sensible ; il occasionne de la réaction générale, telle que de la fièvre, un malaise général, du mal de tête et presque de la perte d'appétit. Bientôt à ces premiers symptômes succèdent les suivants : la tension, le gonflement et la douleur augmentent à un point extrême ; le malade a des frissons irréguliers, et à la douleur de la partie affectée succède une coloration d'un blanc opaque, qui, avec de la rémittence et de la fluctuatien au toucher, indique du pus. Le panaris fibreux a la même marche et les mêmes symptômes ; seulement le mal, au lieu d'être limité au tissu cellulaire, s'est propagé aux tissus fibreux et tendineux, ce qui est une aggravation très-forte.

Dans les premiers moments, on appliquera des cataplasmes

arrosés de laudanum, que l'on maintiendra toujours très-chauds; on fera prendre des bains locaux très-fréquents dans de la décoction de racine de guimauve ; on posera quelques sangsues à la main si l'inflammation est trop forte, et l'on tâchera , par l'usage des *pilules écossaises de Lebrun*, à titre de purgatif, d'établir une sorte de dérivation irritative sur le tube digestif; mais si, malgré ces moyens, la seconde période arrive, c'est-à-dire s'il se forme du pus que l'on reconnaîtra aux symptômes indiqués plus haut, il sera urgent de faire pratiquer une incision assez légère, afin que l'écoulement se fasse facilement et librement, ce qui dégorgera beaucoup ; la guérison, alors, ne se fera pas attendre en pansant la plaie avec le *baume Chiron*, comme cela a été dit à propos des blessures, après avoir, toutefois, appliqué encore pendant deux jours des cataplasmes, dans le but d'éteindre entièrement l'inflammation. L'incision devra être pratiquée le plus tôt possible, car si l'on attendait, le mal gagnerait les tissus fibreux, les gaînes tendineuses et même les os, comme cela arrive malheureusement si souvent. Nous devons ajouter, en terminant, que les causes des panaris sont : les contusions violentes, les excoriations, l'arrachement de ces prolongements de la peau connus sous le nom d'*envies*, et qui se montrent à la base des ongles , les piqûres à l'aide d'aiguilles , d'épingles, d'alènes, l'introduction de fragments de bois ou de fer dans l'épaisseur de la pulpe des doigts, et les morceaux d'arrêtes que les cuisinières s'enfoncent si souvent sous les ongles. Connaître toutes ces causes , c'est déjà savoir les moyens de prévenir les panaris.

Paralysies. — On donne ce nom à la privation complète des fonctions dévolues au système nerveux des parties du corps. Or, comme il y a deux espèces de systèmes nerveux, l'un qui préside aux mouvements et l'autre à la sensibilité , il y a deux espèces de paralysies, l'une du mouvement et l'autre de la sensibilité; mais le plus souvent, quant il y a paralysie dans un membre , la sensibilité et le mouvement y sont éteints. Les apoplexies , les inflammations du cerveau et de la moelle sont le point de départ des paralysies qui sont, la plupart du temps, incurables, et ne peuvent être confiées qu'à un médecin. Toutefois, pour les prévenir, il faudra soigner convenablement les apoplexies et les inflammations du cerveau.

Péritonite. — Inflammation de la membrane séreuse qui enveloppe les intestins et tapisse les parois de la cavité abdominale. Les coups sur le ventre , les plaies pénétrantes, les déchirures spontanées des intestins, les inflammations qui surviennent à la suite de couche, sont les causes habituelles. Elle débute par un malaise général, de la fièvre, de la douleur dans le ventre qui est très-sensible au toucher et se ballonne de plus en plus ; l'appétit se perd, la bouche est pâteuse, sèche, amère ; l'estomac ne peut supporter que des boissons ; il survient du hoquet, des vomissements et de la constipation. Enfin, le mal faisant des progrès, la fièvre est excessive, le pouls petit et serré, la peau séche et brûlante, le ventre très-ballonné et extrèmement douloureux, le hoquet plus fréquent, et les envies de vomir se renouvellent davantage. En même temps, la face s'amaigrit considérablement, les traits du visage sont tirés, les orbites excavées et les yeux saillants et ternes. C'est une maladie si grave, que la mort arrive avec rapidité dans la grande majorité des cas ; aussi est-il urgent, dès les premiers moments, de recourir au médecin. En attendant, le repos au lit, des cataplasmes légers et bien chauds, et une trentaine de sangsues, seront appliqués sur le ventre. Plus tard, le médecin prescrira de nouveau des sangsues, une ou deux saignées, du calomel à l'intérieur, des fomentations émollientes sur le ventre ou des onctions avec l'onguent napolitain, et des boissons délayantes en petite quantité. Un médecin seul est à même de soigner une telle maladie.

Perte d'appétit. — Si la perte d'appétit n'est point liée à de la fièvre, de la courbature et de la souffrance dans tout autre partie du corps, ce n'est qu'une indisposition légère que l'on s'empressera de faire passer à l'aide d'un peu de diète, de bains, de limonade légère avec quelques feuilles de chicorée sauvage, et puis surtout avec les *pilules écossaises de Lebrun*, prises pendant deux ou trois jours de suite. Elles purgeront légèrement et ramèneront vite l'appétit. S'il y avait quelque souffrance de l'estomac, comme nous l'avons dit à l'article *Embarras gastrique*, le même traitement serait applicable, mais avec plus de persistance, et les *pilules écossaises de Lebrun* prises à plus haute dose. Si la perte d'appétit se trouve jointe aux autres symptômes des *pâles couleurs*, nul doute qu'il ne faille pas la traiter de la même manière, mais bien au contraire, recourir au traitement des *pâles couleurs*. En définitive, que l'on se souvienne bien que les *pilules écossaises de Lebrun* sont le meilleur remède à opposer à la perte d'appétit.

Pertes. — On donne le nom de pertes à ces écoulements de sang abondants qui dépassent les quantités et les limites ordinaires des règles et se renouvellent à des périodes indéterminées. Les pertes sont très-souvent des affections sérieuses, qui reconnaissent pour cause des maladies de l'utérus ou tout autre dérangement fonctionnel. C'est pourquoi nous ne saurions trop recommander, quand elles se renouvellent fréquemment, de recourir au médecin. Toutefois, les premières choses à faire, consistent dans le repos absolu au lit ou sur une chaise-longue, la diète, l'usage des boissons fraîches et acides, telles que la limonade, les potions au cachou, les injections et les lavements froids avec de l'eau simple, ou une solution de tannin ou de la décoction de ratanhia. Si ces premiers moyens ne suffisaient pas, il faudrait absolument voir un médecin.

Petite-vérole. (VARIOLE, VARIOLOÏDE.) — Affection générale, contagieuse et épidémique, consistant dans une altération particulière des humeurs et se manifestant par une éruption de boutons qui viennent bientôt à suppurer, puis se dessèchent et tombent par écailles grisâtres. Avant que l'on eût découvert la vaccine, la petite-vérole était une affection des plus graves ; elle était plus fréquente. Dans certains temps, encore peu éloignés de nous, elle a décimé des villes entières en France et dans d'autres parties de l'Europe. Elle s'annonce par de la courbature générale, et une douleur très-vive et persistante dans la région inférieure du dos, du mal de tête et de la perte d'appétit, de la sécheresse de la gorge, de la cuisson des paupières qui se gonflent, de la chaleur brûlante de la peau et de la fièvre, de la constipation plutôt que du dévoiement. Bientôt après, le visage se gonfle, devient rouge, et on y remarque de petites élevures rouges qui se propagent au cou, à la poitrine, aux bras, aux mains, au ventre et aux membres inférieurs. Il faut deux jours pour que cette éruption se fasse, et pendant quarante-huit heures encore les boutons augmentent de volume ; ils deviennent transparents, mais ils s'applatissent bientôt à leur sommet, et, de transparents qu'ils étaient d'abord, ils deviennent opaques et tournent en quarante-huit heures à la suppuration, qui ne se termine qu'en vingt-quatre heures. Enfin, ils se dessèchent et finissent par tomber en écailles. Pendant tout ce temps, la fièvre augmente et diminue tour à tour à mesure que l'éruption est complétée et que la suppuration s'accomplit ; les yeux se gonflent davantage et se recouvrent de boutons, ainsi que l'arrière-gorge qui est alors très-douloureuse jusqu'à ce que la desquamation soit entière.

On tiendra le malade dans un lit chaud sans trop le couvrir ; on évitera les courants d'air ; on lui fera observer une diète rigoureuse, et l'on ne donnera que des boissons délayantes, telles que l'infusion des quatre-fleurs, de bouillon-blanc, de fleurs de guimauve bien sucrées. On pourra administrer des potions calmantes ou des pilules d'extrait gommeux d'opium. Des gargarismes adoucissants avec les figues grasses et du lait, des lotions sur les yeux avec la décoction de racine de guimauve, des soins de propreté, éviter que les malades ne se grattent pendant la période de la suppuration, et enfin commencer à donner quelques potages à l'époque où les boutons se dessèchent, puis, les augmenter progressivement ; faire prendre des bains pour que la dessiccation soit complète et que la desquamation soit en partie achevée, pour achever de nettoyer la peau ; entretenir le ventre libre, à l'aide de petits lavements émollients pendant tout le temps de la maladie et de la convalescence ; et, enfin, lorsque la guérison est complète, se purger trois ou quatre fois dans une semaine, et doucement, avec les *pilules écossaises de Lebrun*, qui agissent doucement et sans secousse ; tels sont les moyens à mettre en usage. Mais si, dès le début, les symptômes généraux sont très-graves, qu'il y ait un peu de délire et que l'on craigne une éruption très-abondante, on fera bien de faire pratiquer une saignée. Si, dans le cours de la maladie, il survenait quelques symtômes du côté de la poitrine, il faudrait y remédier très-vite, car c'est d'ordinaire très-grave. Enfin, les enfants devront être beaucoup plus surveillés que les grandes personnes, car le moindre accident peut les conduire à mal. D'ailleurs, on fera bien de voir un médecin.

Phthisie. — Affection tuberculeuse des poumons, presque toujours mortelle, quand elle est arrivée au second et troisième degré. Elle est caractérisée par une toux sèche, non quinteuse, qui donne d'abord des crachats insignifiants, qui deviennent, plus tard, mêlés de sang ; en même temps, il existe une douleur sourde entre les deux épaules et sur le milieu de la poitrine. L'amaigrissement est très-rapide, les pommettes des joues deviennent rouges et saillantes, contrastant avec la pâleur générale. Il se montre des sueurs visqueuses en abondance, la nuit, pendant le sommeil et principalement le matin ; une diarrhée, souvent difficile à arrêter, se montre enfin. Nous n'entrerons point dans tous les détails de cette terrible affection, très-longue et difficile à décrire, car elle ne saurait être traitée que par un homme expérimenté. Toutefois, comme au début, ses symptômes sont ceux de la bronchite aiguë et de la bronchite chronique, auxquelles elle succède le plus souvent, nous ne saurions trop conseller de faire usage du sirop *pectoral de Lebrun*, qui calme toujours la toux et adoucit la poitrine.

Pierre. — Affection calculeuse des voies urinaires qui, s'amassant dans la vessie et se réunissant en une ou plusieurs masses pierreuses plus ou moins volumiueuses, constituent la maladie qui nous occupe. Des pesanteurs dans le bas-ventre, des tiraillements dans les reins et le haut des cuisses, des douleurs après une marche un peu prolongée, de la pesanteur sur le siége, des pissements de sang après les mouvements brusques et prolongés, des urines douloureuses et souvent interrompues brusquement pendant leur émission et enfin la sensation que le médecin éprouvera au bout de l'instrument avec lequel il sondera le malade, tels sont les signes et les symptômes qui feront reconnaître cette affection que l'opération seule peut guérir. Disons cependant que des bains, des boissons douces et rafraîchissantes et le repos seront nécessaires pour éviter de trop fortes souffrances et des hémorragies vésicales.

Pissement de sang. — Les pissements de sang sont noujours symptomatiques d'une affection grave des voies urinaires. Dans certains cas, comme nous venons de le dire plus traut, ils indiquent la présence d'une pierre dans la vessie ; d'autres fois une affection des reins (rognons) ; enfin, dans quelques rares circonstances, ils ne tiennent qu'à une hémorragie active , une inflammation. Dans tous les cas, il est urgent de consulter un médecin.

Plaies. — Il y a des plaies contuses, des plaies par instruments tranchants, et par les instruments piquants. Pour la description comme pour le traitement, voyez *Blessures.* Le meilleur moyen à employer sera le *baume Chiron.*

R

Rhumatisme. RHUMATISME MUSCULAIRE. — (Voyez *Fraîcheurs.*)

Le rhumatisme articulaire aigu, avec fièvre, est tout différent, bien qu'il ait aussi pour cause les refroidissements brusques, le corps étant en sueur, et l'exposition à l'humidité. Il porte sur les articulations ou jointures qui deviennent rouges à l'extérieur, se gonflent et sont si douloureuses qu'elles arrachent des cris aux malades, qui peuvent à peine supporter le poids de leurs drap s En même temps la fièvre s'allume, le pouls est très-fréquent, la chaleur très-élevée ; il y a aussi du malaise général, de la perte d'appétit, de la soif vive ; les urines sont très-chargées et rougeâtres. Quelquefois les rhumatismes aigus se portent très-facilement sur le cœur ; de là, des palpitations et une gêne de la respiration très-fatiguante. On appellera au plus vite un médecin, et l'on pourra, en attendant, appliquer des sangsues sur les parties malades, ainsi que des cataplasmes laudanisés, et l'on fera prendre des boissons chaudes et adoucissantes ; on facilitera la sueur. Après la guérison d'un rhumatisme articulaire aigu, il est toujours très-nécessaire de se purger à plusieurs reprises avec les *pilules écossaises de Lebrun*, afin d'éliminer ce que les anciens médecins appelaient le vice rhumatismal ; mais le traitement de la maladie elle-même, qui doit être très-énergique, ne peut être dirigé que par un médecin.

Rétention d'urines. — Cette dénomination indique assez la maladie qui est presque toujours occasionnée par une affection organique du canal de l'urètre, du col de la vessie ou de la vessie elle-même. Il y a aussi une sorte de rétention d'urine dans le choléra, mais c'est plutôt un défaut de secrétion qu'autre chose. Cette fâcheuse maladie sera toujours traitée par un médecin spécial qui sache manier les sondes, les bougies et tous les autres instruments applicables aux maladies urinaires.

Rhume de poitrine. — (Voyez *Bronchite*.)

Rhume de cerveau. (ENCHIFRÈNEMENT.) — Affection peu sérieuse et de peu de durée. Elle est aussi très-souvent le début d'un rhume de poitrine et alors il se joint à l'enchifrènement des fosses nazales, de la douleur de tête, de la gêne de la respiration et du malaise général. Si le rhume de cerveau est léger, il se guérira vite, si l'on a la précaution de se tenir chaud, de respirer par le nez des décoctions de racines de guimauve, de priser un peu de sucre en poudre ou de camphre pulvérisé, et en prenant un ou deux bains de pieds sinapisés. S'il est plus grave, s'il donne lieu à de la fièvre et s'il menace aussi de tomber sur la poitrine, aux moyens que nous venons d'indiquer, on ajoutera le traitement de la *bronchite*, sans oublier toutefois le *sirop pectoral de Lebrun* qui peut très-facilement, dans cette circonstance, prévenir le rhume de poitrine.

Règles. — On donne ce nom à l'écoulement sanguin périodique et mensuel qui s'établit chez les femmes de quinze, dix-huit et vingt ans, et disparaît de quarante-cinq à cinquante ans. La durée de chaque époque est de deux à huit jours, et en moyenne de trois jours et demi à quatre jours. L'établissement des règles ne se fait pas toujours facilement ou occasionne une maladie dont nous avons parlé plus haut, les *pâles couleurs*. On devra donc employer les moyens indiqués pour favoriser la première apparition des règles. Quelquefois, les règles sont douloureuses et occasionnent beaucoup de malaise ; nous ne pouvons conseiller que le repos et une alimentation légère durant l'époque. Quant à la disparition des règles, nous ne pouvons que renvoyer à l'article *Age de retour*. Dans les pays méridionaux les règles s'établissent de huit à douze ans, comme en Egypte, en Turquie, en Algérie et même en Espagne; mais aussi elles se suppriment plus vite. Les jours qui suivent immédiatement chaque époque, sont précisément ceux où la conception est la plus facile.

Rougeole. — La rougeole est une fièvre éruptive exanthémateuse et contagieuse, précédée de frissons, accompagnée de larmoiement, d'éternnuement, de toux, et caractérisée extérieurement par l'apparition de petits taches rouges de la dimension de morsures de puces, séparées par des petits interstices irréguliers où la peau conserve sa teinte naturelle, formant ensuite, par leur réunion, de petits croissants qui s'affaissent vers le septième ou huitième jour de l'invasion et sont suivis d'une desquamation furfuracée. Cette définition comprendra à elle seule toute la description de la maladie qui débute par les symptômes généraux, la fièvre, la courbature, le mal de tête, le rhume de cerveau et de poitrine, le larmoiement, tandis que les taches n'apparaissent que vers le quatrième jour, d'abord sur le visage, pour s'étendre ensuite sur la poitrine, les bras et gagner tout le corps. On aura le soin de placer les malades dans un lit bien chaud, mais pas trop surchargé de couvertures ; on évitera soigneusement les courants d'air et les refroidissements qui pourraient amener des accidents graves. On donnera des boissons douces, émollientes (les infusions des quatre-fleurs, de bouillon-blanc, de fleurs de mauves, de coquelicot, etc.); on prescrira du *sirop pectoral de Lebrun*, pour calmer la toux et faciliter la respiration, et l'on aura la précaution de donner des lavements émollients dans le but d'entretenir le ventre libre, ou d'arrêter le dévoiement qui survient parfois. Lorsque la fièvre sera tombée, que la desquamation commencera à se faire, on pourra donner des boissons, puis des potages et plus tard des aliments plus substantiels, mais progressivement. On aura la précaution de continuer l'usage du *sirop de Lebrun*, pour combattre la toux qui persiste parfois assez longtemps; et, la guérison obtenue, il sera nécessaire de purifier définitivement les humeurs à l'aide de purgations douces que l'on obtiendra au moyen des *pilules écossaises de Lebrun.*

S

Saignement de nez (ÉPISTERAXIS)—Quelle que soit la cause qui détermine les saignements de nez, il sera nécessaire de les arrêter le plus tôt possible, et l'on y parviendra à l'aide de compresses d'eau fraîche appliquées sur le nez ou à l'orifice des fosses nasales, ou bien on se servira d'eau fraîche rendue astringente avec l'alun, afin de l'introduire dans le nez, et si ces moyens ne suffisaient pas, il serait indispensable de recourir au tamponnement des fosses nasales qu'un chirurgien peut seul pratiquer. Les bains de pieds sinapisés, les sinapismes appliqués sur différents points des extrémités inférieures pourraient aussi être de quelque utilité.

Scarlatine. (FIÈVRE SCARLATINE.) — Tel est le nom donné à une maladie éruptive (exanthémateuse), contagieuse qui, après un à deux jours de fièvre, de courbature générale, de mal de tête, s'annonce par de petits points rouges sur la peau, lesquels sont bientôt remplacés par de larges taches irrégulières d'un rouge écarlate ou d'une teinte framboisée bientôt confondues et étendues à toute la surface du corps, accompagnées de mal de gorge et se terminant par une desquamation par larges lambeaux d'épiderme vers le septième ou le huitième jour.

La marche de cette affection est un peu plus rapide que la rougeole dont elle diffère par le mal de gorge et l'absence de larmoiement.

Le traitement sera le même que celui de la rougeole, on donnera de plus des gargarismes adoucissants avec la décoction de figues grasses, coupés avec du lait, et l'on s'appesantira sur l'usage du *sirop pectoral de Lebrun* ainsi que sur l'administration des *pilules écossaises de Lebrun,* après la desquamation. Mais s'il survient quelque complication qui peut être fâcheuse, au moins dans la majorité des cas, on consultera au plus vite un médecin.

Scorbut.—Affection qui règne dans les endroits humides, mal aérés, dans les températures froides, après des privations alimentaires, ou une alimentation habituelle insuffisante et de mauvaise nature, ou des excès de boissons spiritueuses, tels qu'on en éprouve sur les navires en long cours, dans les prisons, les villes assiégées, les habitations malsaines situées au nord et sur le bord des rivières, d'étangs ou de marais, et qui donne lieu aux symptômes suivants : Douleur et gonflement des gencives qui deviennent livides et saignantes, pâleur et légère bouffissure de la face ainsi que des membres inférieurs; plus tard les gencives s'ulcèrent, il survient des plaques sanguines sur toute la surface de la peau, et principalement sur les membres inférieurs, où à la moindre écorchure il se fait des ulcérations, à bords durs, relevés et qui gagnent, en très-peu de temps, les parties profondes et les os, après avoir rongé les parties superficielles. Cette affection est en somme constituée par une altération générale du sang. On conçoit, d'après les causes que nous avons énumérées dans cette définition, et surtout si l'on y ajoute l'usage immodéré des viandes salées, que le traitement sera facile à trouver. Ainsi, on aura le soin d'éloigner toutes les causes occasionnelles de localité et d'habitation ainsi que d'alimentation; on donnera de l'air, de l'exercice. On soumettra les personnes atteintes à une alimentation saine, peu abondante d'abord, et composée de bonnes viandes et de bons légumes, on fera boire de bons vins bien corsés, mais peu capiteux, des boissons chargées de houblon; on prescrira l'usage du vin de quinquina ou du sirop anti-scorbutique de Portal, on fera frotter les gencives avec de la poudre ou de la décoction de quinquina qui aura le double avantage de désinfecter la bouche toujours puante dans ces circonstances, et de tonifier les gencives. On pansera les ulcères qui se formeront avec de la poudre de quinquina, et on aura le soin de les laver deux fois par jour avec la décoction de cette écorce. Enfin, s'il survient des hémorragies, ce qui est très-fréquent, on les arrêtera a l'aide de styptiques. L'esprit de cochléaria pourra être aussi très-avantageusement utilisé pour lotionner les gencives. Si ces précautions hygiéniques et thérapeutiques étaient négligées, il pourrait résulter des accidents beaucoup plus sérieux, dont le moindre serait la carie et la chute de toutes les dents, ainsi que des affections des os; alors on devrait consulter un médecin; et il est aussi important d'ajouter que les vêtements chauds seront de toute nécessité.

Scrofule. — La scrofule n'est point, à proprement parler, une maladie, mais bien un état général constitutionnel particulier, congénial ou acquis, dû à la viciation des humeurs par un vice en principe particulier encore inconnu dans son eszence. Cet état général prédispose d'une manière singulière aux engorgements glanduleux chroniques, aux ulcérations longues et de mauvaise nature, aux caries des os, aux ophthalmies rebelles, etc. On comprend combien il importe de s'occuper de la santé et du régime des sujets dits scrofuleux, afin qu'aucun de ces inconvénients graves, que nous venons de signaler, ne survienne ; mais, pour cela, il est encore de la plus haute importance de savoir distinguer les constitutions scrofuleuses et de connaître leurs caractères.

Un sujet né scrofuleux ou lymphathique au plus haut degré, a la peau blanche et fine, la surface du corps, le visage un peu bouffis, les yeux sont gros et saillants, les paupières un peu épaisses et croûteuses, le nez épaté, les lèvres épaisses, les joues saillantes, les pieds et les mains un peu forts et potelés. On voit une foule de sujets dans le monde qui présentent les attributs des constitutions scrofuleuses, qui ne sont atteints d'aucune affection et jouissent au contraire d'une très-bonne santé ; il ne faut que quelques écarts de régime, une maladie intercurrente, une plaie, etc., pour faire naître toutes les affections qui dépendent de la constitution scrofuleuse.

Les sujets ainsi faits naissent habituellement de parents chétifs ou bien d'un père qui est atteint d'une syphilis constitutionnelle ; il arrive très-souvent que de vieux parents, d'ailleurs très-sains, engendrent des sujets scrofuleux.

On aura toujours le plus grand soin des individus à constitution scrofuleuse. Ainsi, on les vêtira chaudement, on les tiendra dans des appartements très-aérés et bien exposés au midi, le soleil leur sera extrêmement utile. Une alimentation très-nutritive, presque exclusivement composée de viandes, de bon vin ou de la bière, des boissons amères de temps en temps, le sirop de Portal par cuillerée le matin à intervalles. Tous ces soins seront indispensables pour que les constitutions extra-lymphatiques, qu'on nous permette cette expression, ne tournent pas au détriment des sujets. Il sera également important de surveiller les fonctions digestives et l'on ne devra pas craindre, s'il survient de temps en temps un dérangement de l'estomac ou des intestins, un peu de constipation, de purger avec les *pilules écossaises de Lebrun*. Les bains de mer, que l'on pourra remplacer à domicile par des bains salins et gélatineux, seront de toute nécessité. Enfin, des préparations d'iode et tous les médicaments que nous avons indiqués aux articles *Ecrouelles* et *Engorgements glanduleux*, devront être employés. Les constitutions scrofuleuses acquises, résultent de mauvaises alimentations, d'excès de toutes sortes, ainsi que d'accidents syphilitiques fréquemment renouvelés, mal soignés et passés à l'état constitutionnel. Les gens qui vont à l'humidité et qui boivent beaucoup d'alcool, ceux qui séjournent dans les mines et les carrières profondes y sont très-sujets; mais il est juste d'ajouter que de tous les tempéraments, le tempérament lymphatique y est le plus prédisposé.

Suette miliaire. — La suette miliaire est une fièvre éruptive presque toujours épidémique, que quelques médecins disent contagieuse et qui s'annonce par du mal de tête, avec pesanteur sur les yeux, de la courbature générale, de la fièvre et une chaleur très-forte précédée ou non de frissons; par de la sueur abondante et une éruption de petites élevures blanches, vésiculeuses, de la largeur d'un grain de millet. Elle débute souvent chez des individus qui se sont couchés bien portant, mais le plus souvent l'éruption est précédée, pendant un jour ou deux, de malaise et de défaut d'appétit : la suette est souvent très-grave. Il y a telles épidémies dans lesquelles il est mort beaucoup d'individus, tandis que dans d'autres elle a été très-minime. Il est important, dès le début, de tenir les malades bien chaudement, sans toutefois les surcharger de couvertures, comme on le fait trop souvent, à les faire suer quand même; cela est très-nuisible. On aura recours tout simplement aux boissons douces et délayantes : les infusions de mauve, de violette, de sureau, de bouillon-blanc sucré. On donnera de petits lavements émollients, et s'il survient des coliques et du dévoiement, on administrera des lavements d'amidon en ayant aussi le soin de placer des cataplasmes sur le ventre. Très-souvent, dans le cours de la suette, il apparaît de la toux et un peu de gêne de la respiration ; c'est alors que l'on emploiera, avec beaucoup d'avantage, le *sirop pectoral de Lebrun*. Enfin, lorsque la grande fièvre sera tombée, lorsque la convalescence sera bien déclarée, il conviendra, tout en donnant modérément et avec progression des bouillons, des potages, des aliments solides, d'administrer deux ou trois purgations, et les *pilules écossaises de Lebrun* rempliront avec beaucoup d'avantage cette indication.

Suppression de règles. — Pour ce qui concerne la suppression définitive des règles, voyez *Age de retour*. Pour les suppressions accidentelles et temporaires, voyez *Amenorrhée* et *Pâles couleurs*.

Suppuration d'oreilles. — La suppuration d'oreilles qui donne un pus épais, crêmeux, inodore, qui s'accompagne, dès le début, d'un peu de douleur, qui est le résultat d'un coup d'air, est de peu de gravité, ainsi que celle qui survient d'emblée et sans cause bien appréciable chez les enfants en bas âge. Des injections émollientes doucement poussés dans les oreilles, des soins de propreté, des bains, des boissons rafraîchissantes et aussi des tisanes amères, telles que le sirop de Portal à la dose d'une cuillerée chaque matin, des infusions de douce-amère et de houblon, puis des purgations au moyen des *pilules écossaises de Lebrun* pour les grandes personnes, ou le sirop de chicorée pour les enfants, suffiront pour le traitement. Mais si la suppuration est de longue durée, si le pus est clair et tient en suspension de petits grumeaux blancs, s'il y a en même temps des douleurs sourdes dans la tête et un peu de surdité, on pourra craindre une affection scrofuleuse ou une carie des os de l'oreille ; alors il sera de toute nécessité de consulter un médecin.

Surdité. — Affection le plus souvent grave et qui ne peut être traitée que par un médecin spécial. Elle reconnaît pour point de départ ou une affection chronique de la gorge, ou des organes plus ou moins profonds qui constituent l'oreille interne.

Syphilis. — Dénomination qui, par elle-même, ne signifie rien et que l'on a faite synonyme d'affection vénérienne, qui est aussi une appellation fort vague où se trouvent groupées une foule de maladies diverses et dissemblables qui n'ont de commun que leur origine. Toutefois, on entend par syphilis une affection multiforme et complexe qui paraît procéder d'une cause unique à laquelle on a imposé le nom de *virus vénérien*. Cette affection est contagieuse par contact immédiat et surtout par inoculation, et se transmet principalement par un rapprochement sexuel avec une personne infectée ; souvent aussi par l'allaitement, de même que par l'application sur la peau excoriée ou sur les muqueuses du produit de secrétation morbide fournies par les parties affectées.

On distingue dans la syphilis trois groupes d'accidents : des accidents primitifs, le chancre, par exemple, qui n'a besoin, pour être guéri, que d'une cautérisation complète et d'applications émollientes dès le début ; des accidents secondaires et tertiaires qui constituent la syphilis constitutionnelle et peuvent amener les désordres les plus graves. Ce sont les ulcérations de la peau, les plaques cuivrées, les papules syphilitiques, les plaques muqueuses, les tumeurs gommeuses, les exostoses, les caries des os, etc. Toutes individualités syphilitiques réclamant, pour leur curation, l'emploi des mercuriaux et des préparations d'iodes, ainsi que des tisanes amères et des précautions hygiéniques continuées pendant longtemps. Mais nous ne saurions trop recommander, tant les conséquences des syphilis mal soignées sont graves, d'appeler, dès leur première apparition, un médecin qui prenne la direction du traitement.

T

Teigne. — Affection souvent très-grave qui affecte le cuir chevelu et se montre plus souvent chez les enfants ; elle est contagieuse dans beaucoup de cas et la malpropreté en est le plus habituellement le point de départ. On distingue deux espèces de teignes : 1º la teigne volente, qui constitue ce que nous avons appelé les *gourmes*, et qui sera traitée comme nous l'avons déjà dit ; 2º la teigne vraie ou faveuse (*favus*) dont les croûtes sont jaunes, d'abord isolées, dures, excavées à leur centre en godet et laissant au-dessus d'elles une suppuration qui suinte et vient se dessécher sur les cheveux qui sont alors fortement collés. Celle-ci est très-grave, contagieuse, et finit par détruire la racine des cheveux ; si on la néglige, elle peut devenir incurable. Elle ne peut être traitée que par un médecin expérimenté.

Tic douloureux. — Affection nerveuse, convulsive et très-douloureuse. Elle se traite comme les *névralgies*. (Voyez *ce mot.*)

Tiraillements d'estomac. — Les tiraillements d'estomac appartiennent à plusieurs affections, et devront par conséquent être traités selon la nature de chacune de ces affections ; nous y renvoyons donc, en disant toutefois que, dans la majorité des cas, les purgations à l'aide des *pilules écossaises de Lebrun* seront d'une grande utilité. (Voyez *Gastrite, Gastralgie, Aigreurs d'estomac, Embarras gastrique, Pâles couleurs.*)

Toux de chaleur. — Cette affection n'est pas de nature inflammatoire ; elle est très-passagère. Elle dépend de ce que durant les grandes chaleurs, l'atmosphère étant moins oxigène, et par conséquent les mouvements d'inspirations devant être plus fréquents pour introduire, dans un même espace de temps une quantité donnée d'oxigène dans la poitrine, il en ré sulte une sorte d'irritation très-passagère des bronches. Le repos, l'abstention de tout exercice fatiguant, les boissons douces et le *sirop pectoral de Lebrun* suffiront pour la faire disparaître.

La toux nerveuse qui se montre chez les personnes d'un tempérament nerveux, et principalement aussi dans les températures chaudes, sera traitée de la même façon. Mais il sera bien important de savoir si l'on a effectivement affaire à une toux nerveuse ou à une bronchite légère, avec de ces toux sèches, qui commencent le début des tubercules pulmonaires et de la phthisie. (Voyez ces *mots*.)

U

Ulcères. — On donne le nom d'ulcères à des solutions de continuité le plus souvent spontanées, c'est-à-dire de cause interne, plus étendues en largeur qu'en profondeur, et, en général, entretenues par une circonstance spéciale. Les ulcères peuvent très-souvent succéder aux blessures. Il y a diverses espèces d'ulcères : ceux qui sont intérieurs et qui ne peuvent être reconnus que par un médecin ; ceux qui se trouvent situés à l'extérieur et que tout le monde peut voir et soigner. Nous ne parlerons pas des ulcères de la bouche dont nous avons parlé à l'article *Aphthes*.

Parmi les ulcères extérieurs, il y en a de différentes variétés : Les ulcères ordinaires ou inflammatoires, puis les ulcères scorbutiques, les scrofuleux et les syphilitiques. Pour ceux-ci nous renverrons également le lecteur aux articles *Scorbut*, *Scrofule*, *Ecrouelles*, *Syphilis*, en recommandant expressément de confier leur traitement à un médecin. Pour les ulcères ordinaires, il n'y aura aucune différence entre la manière de les traiter et celle qui a été indiquée aux articles *Blessures*, *Gerçures*, etc.; c'est assez dire que le meilleur moyen à employer sera, sans contredit, le *baume Chiron*, appliqué d'après les préceptes que nous avons indiqués.

Les soins de propreté, un régime adoucissant, quelques bains, des cataplasmes sur les ulcères, s'ils sont trop douloureux et enflammés, devront être également mis en usage.

Urticaire. — Fièvre éruptive, non contagieuse, rarement

épidémique, se caractérise par la présence rapide, brusque, sur toute la peau, de taches rouges, légèrement élevées, ressemblant aux piqûres d'orties, et donnant lieu à une chaleur et à une cuisson très-forte. Quelquefois il s'y joint un peu de mal de tête et de courbature ; alors la bouche est un peu pâteuse, amère, l'appétit nul ; il y a aussi quelquefois un peu de fièvre. Les excès d'aliments et de boissons, les mets trop stimulants, les œufs de certains poissons, le barbeau, par exemple, les moules et les huîtres peu fraîches, occasionnent cette affection très-passagère, qui disparaît aussi vite qu'elle est venue, pour reparaître souvent par accès, à de courts intervalles, aussi bien que les émotions morales vives.

Une alimentation très-douce, très-légère, et même la diète ; des boissons douces, délayantes, un peu acides, des bains, quelquefois une saignée, si le sujet est sanguin et qu'il se soigne de la fièvre à l'éruption, sera nécessaire. Mais comme le plus souvent l'*urticaire ou fièvre ortiée*, tient à une fatigue du tube digestif, il sera bien préférable d'employer des purgatifs doux pendant quelques jours, concourremment avec les bains et les boissons délayantes. Les *pilules écossaises de Lebrun* seront le meilleur purgatif à employer.

V

Vaccine. — On trouve quelquefois sur le pis des vaches des petites pustules auxquelles les Anglais ont donné le nom de *cow-pax*, et que les médecins français ont appelé *vaccine*, de l'humeur desquelles on se sert pour prévenir, par inoculation, la petite-vérole. Ces pustules ont été découvertes par *Jenner*, qui s'est immortalisé en prévenant, par ce moyen, l'une des maladies les plus terribles des temps anciens, qui ravageait des populations entières.

Lorsqu'on inocule l'humeur de la pustule vaccinale, il survient sur la partie où cette opération a été pratiquée, de nouvelles pustules vaccinales, qui apparaissent du troisième au quatrième jour. Le septième ou le huitième jour, elles contiennent un liquide visqueux, transparent, déposé dans un réseau pseudomembraneux. C'est alors qu'il convient de prendre cette humeur des nouvelles pustules par de nouvelles inoculations. Enfin l'humeur coulante se transforme en une croûte brunâtre, qui se détache vers le vingt-cinquième jour, et laisse sur la peau une cicatrice gonflée. Le plus souvent, les pustules d'inoculation occasionnent de la douleur légère, s'entourent d'un peu de rougeur de la peau, et déterminent, chez les très-jeunes enfants, qu'il convient de tenir chaudement et de ne pas exposer à l'air libre, un petit mouvement fébrile.

Les inoculations vaccinales se font à la partie supérieure et interne du bras ; il importe de les renouveler tous les huit ou dix ans.

Pour inoculer, ou vacciner, on s'y prend de la manière suivante : L'opérateur est muni d'une lancette dite à langue de serpent, ayant une rainure longitudinale sur l'une de ses faces, il la plonge d'abord dans une pustule arrivée à maturité, c'est-à-dire âgée de huit jours ; puis, tenant le bras de l'enfant à opérer dans sa main gauche et faisant tendre un peu la peau, de la main droite il enfonce légèrement et presque horizontalement, sous l'épiderme, la lancette, chargée de virus vaccinal, en la tenant comme une plume à écrire. Après cette opération, peu douloureuse et qui n'exige pas deux secondes, on laissera les petites piqûres se dessécher avant de vêtir l'enfant ; il ne faut, pour cela, que quelques minutes.

Vapeurs. — Affection nerveuse, ou spasmodique qui n'est autre chose qu'une sorte d'hystérie partielle et incomplète. (Voyez *Hystérie.*)

Vents. (COLIQUES VENTEUSES.) — Nous n'entrerons dans aucun détail relativement aux coliques venteuses que tout le monde connaît. Nous nous bornerons à conseiller l'abstention de légumes féculents, et de faire usage de légers laxatifs qui favoriseront leur émission. La magnésie, la pulpe de tamarin et les *pilules écossaises de Lebrun*, surtout, auront de très-bons effets. On pourra avec avantage faire usage d'une légère infusion d'anis, de temps en temps.

Vers intestinaux. — Ce sont des animaux parasites qui se développent dans le tube digestif et dont on dispute encore l'origine. Les uns veulent qu'ils viennent par *génération spontanée*, d'autres, que les germes en soient introduits dans le corps humain à l'aide des aliments. Il y en a de plusieurs sortes : 1° Les lombrics, vers cylindriques d'un blanc grisâtre, assez semblables, quant à la forme, aux vers de terre ; ils se rencontrent plus souvent chez les enfants et les femmes que chez les hommes, et deviennent de moins en moins fréquents à mesure que l'on avance en âge. Ils siégent plus habituellement dans l'intestin grêle ; toutefois, il n'est pas rare d'en rencontrer dans le gros intestin et de les voir remonter dans l'estomac. L'alimentation végétale, dit-on, les occasionne le plus souvent, mais il n'y a rien de bien positif à cet égard. Ils déterminent des coliques, des douleurs d'estomac, des grincements de dents, les enfants pâlissent et ont de mauvaises digestions ; quelquefois même ils déterminent des convulsions, mais cela tient pour la plupart du temps, à ce qu'ils surviennent à l'époque de l'apparition des dents de la première enfance. Une bonne alimentation, des tisanes amères, de l'infusion de mousse de Corse et l'ipéca suffisent pour les détruire.

2° *Le ténia ou ver solitaire*, qui est aplati, rubané blanc, formé d'une succession considérable de petits anneaux articulés, est d'une longueur considérable, puisqu'on l'estime à environ six mètres. Il est plus étroit et s'éfile en approchant vers la tête qui est très-petite et difficile à distinguer dès qu'elle est séparée du corps. On ne le rencontre jamais chez les enfants, mais toujours dans l'âge adulte ou l'adolescence. Il y a deux sortes de ténia ; le ténia armé et le ténia large. Cette distinction ne présente pas une grande importance, et donne lieu à des symptômes bien difficiles à apprécier au juste et à rapporter à leur véritable cause ; ce sont des digestions laborieuses, des coliques, quelques frissons, des pesanteurs d'estomac, de l'affaiblissement rapide et de l'hypocondrie. On traitera le ténia pendant longtemps et avec beaucoup de persévérance, à l'aide de la décoction de racine de grenadier, de l'huile essentielle de fougère mâle, que l'on fera toujours suivre de l'administration d'un purgatif très-fort, tel que le jalap, la scammonée ou les *pilules écossaises de Lebrun* prises en fortes doses, afin de l'expulser de l'intestin, les premiers médicaments ayant dû contribuer à le faire mourir ; mais on y réussit difficilement et seulement après un certain temps ; il faut donc beaucoup de persévérance dans l'emploi des moyens indiqués.

3° Les ascarides vermiculaires sont très-communs chez les enfants ; on les rencontre aussi assez fréquemment chez les grandes personnes. Ce sont de petits vers plats, blancs, de quelques lignes de longueur qui siégent au pourtour de l'anus et dans le rectum où ils se fourrent dans les plis de la membrane muqueuse ; ils font éprouver, dans cette région, une démangeaison insupportable qui s'aggrave par la chaleur du lit ; on s'aperçoit d'une manière positive de leur présence aux garde-robes qui en sont recouvertes. Leur nombre est quelquefois considérable. Faire prendre des purgatifs déjà indiqués et particulièrement des *pilules écossaises de Lebrun*, appliquer dans l'anus, des mèches enduites d'onguent napolitain, tels sont les seuls moyens de les détruire, mais cela est long et surtout très-difficile.

4° Les tricocéphales, ou ascarides filiformes, qui sont lougs au plus de deux pouces, se trouvent particulièrement dans cette partie de l'intestin que l'on appelle le cœcum ; leur présence gêne peu. On s'en débarrasse à l'aide des moyens indiqués, en insistant sur les purgatifs répétés. Ce sera le lieu d'employer plusieurs jours de suite les *pilules écossaises de Lebrun,* qui ne fatiguent jamais comme les autres purgatifs.

Volvulus. – Cette affection, que l'on appelle aussi *Colique de Miserere,* est généralement très-grave elle pourrait amener de fâcheux accidents si l'on n'y prenait garde. Cette affection est causée par la rétention et l'accumulation, dans une partie de l'intestin, de matières fécales accolées à la muqueuse. Les personnes affectées de constipation habituelle et assez opiniâtre peuvent surtout en être affectées ; de là l'indication de suivre ponctuellement le traitement que nous avons indiqué à l'article *Constipation,* c'est-à-dire de se mettre au régime, si l'on peut ainsi dire, des *pilules écossaises de Lebrun.* Quant au volvulus lui-même, on cherchera à le vaincre à l'aide de lavements purgatifs et de purgations très-fortes et répétées coup sur coup. Le jalap, la scammonée, l'aloës et l'huile de croton-tiglium, à la dose d'une et deux gouttes, par jour, en pilules rempliront ce but.

On aidera les purgations avec du bouillon aux herbes. On aura aussi la précaution d'appliquer des cataplasmes arrosés de laudanum sur le ventre, pour calmer les douleurs qui, si elles devenaient trop vives, pourraient nécessiter l'application de sang-sues ; mais il sera toujours important de consulter un médicin, tant cette affection peut devenir grave.

Vomissement. — Les vomissements sont habituelle-ment symptomatiques de certaines maladies auxquelles nous ne pouvons que renvoyer, afin de ne pas faire de répétition inutile. (Voyez *Gastrite, Gastralgie, Embarras gastrite, Glaires, Aigreur d'estomac.*)

Les vomissements de sang sont idiopathiques ou symptoma-tiques. S'ils sont symtomatiques ils donnent habituellement un sang d'un rouge sale et quelquefois un liquide couleur chocolat ; on a alors affaire ordinairement à une ulcération de l'estomac, ou à un cancer de cet organe. On consultera au plus vite un méde-cin ; si, au contraire, le sang est pur, noir, il est le résultat d'une exsudation capillaire, à la surface de la muqueuse gastri-que due elle-même à une sorte d'irritation hémorragique. Les boissons acidulées, les potions avec le ratanhia ou le cachou, la diète et le repos, suffiront pour les dissiper.

Il sera très-important de distinguer les vomissements de sang des crachements abondants, car alors le traitement est différent.

Y

Yaw ou PIAN. — Auquel on donne aussi le nom de franbœsia. C'est une affection tuberculeuse de la peau qui est très-rare, et pour laquelle on ne saurait mieux faire que de se confier à un médecin spécial. Voilà, d'ailleurs, à quels signes on la reconnaîtra : Elle débute par un état de langueur, de faiblesse, par des douleurs dans les articulations, et, dans la plupart des cas, avec fièvre, plus prononcée chez les enfants. Avant l'éruption, la peau se recouvre souvent d'une poussière blanche, comme si elle avait été enfarinée. Quelques jours après on aperçoit sur la surface du corps, spécialement sur le front, des taches blanches semblables à des piqûres de puces ou à des papules. Ces élevures s'accroissent pendant six à dix jours, au bout desquels il se forme à leur sommet une croûte au-dessus de laquelle existe du pus mal élaboré. La dimension des pustules augmente; un grand nombre de ces pustules acquièrent une dimension d'une pièce de vingt sous, et elles se couvrent d'une croûte irrégulière, peu adhérente, etc. Nous avons suffisamment indiqué les premiers symptômes de cette vilaine affection que l'on ne pourra jamais traiter soi-même.

Z

Zona ou ZOSTER. — Espèce de dartre que l'on appelle *herpès*, et qui apparaît à la base de la poitrine qu'elle finit par entourer comme une sorte de ceinture. Nous renvoyons a l'article *Dartres*.

SUR L'EMPLOI DU BAUME CHIRON DE LEBRUN.

Ce Baume, entièrement composé de végétaux, guérit, en très-peu de temps, toutes sortes de plaies, contusions, meurtrissures, gerçures aux lèvres, écorchures de personnes longtemps alitées, piqûres d'insectes, brûlures, engelures et particulièrement les crevasses, tumeurs et duretés aux seins des femmes-nourrices, ou autres. Il dissipe promptement les inflammations qui résultent de ces accidents, ainsi que les coliques des enfants nouvellement nés, et les prévient même si on peut l'employer sur-le-champ.

Voici la manière de s'en servir dans ces différents cas :

1° Pour les plaies fraîches ou anciennes, il faut, en premier lieu, laver avec du vin blanc, chauffé au degré de la chaleur naturelle du corps, puis on fait chauffer dans une cuillère d'argent ou d'étain, au degré de simple liquéfaction, la quantité de baume qu'on juge nécessaire suivant l'étendue ou la profondeur de la blessure ; on y trempe ensuite un linge fin bien propre, un peu plus grand que la plaie, et on l'applique dessus après y avoir préalablement coulé dedans le restant du baume liquéfié. Cette opération doit être renouvelée matin et soir, jusqu'à ce que la plaie soit consolidée ou fermée, ce qui a lieu dans trois ou quatre jours pour une plaie fraîche, et quelques jours plus tard pour une ancienne ; ensuite on ne fait plus que la frotter légèrement avec le baume et entretenir dessus le même linge trempé dans le baume liquéfié.

2° Pour les contusions, meurtrissures, gerçures aux lèvres, écorchures de personnes longtemps alitées, et piqûres d'insectes, on en frotte simplement, à plusieurs reprises, la partie malade, mais il n'y faut appliquer aucun linge, à moins qu'il n'ait été trempé dans le baume liquéfié.

3° Pour les brûlures, si on peut l'appliquer sur-le-champ, il empêche qu'il ne s'y lève des vessies ; mais s'il y en a déjà, il faudra les couper pour en faire sortir l'eau, après quoi on en frottera légèrement la partie brûlée, avec le doigt ou la barbe d'une plume, en mettant dessus un linge trempé dans le baume liquéfié, qu'il faudra changer matin et soir.

4° Pour les engelures, il faut s'en frotter assez fortement et longtemps, autant que possible, devant le feu, chaque fois que l'on ressent des démangeaisons, ce qui arrive plus volontiers le matin et le soir.

5° Pour les crevasses aux seins ou mamelons des femmes qui nourrissent, ou sont sur le point de nourrir, et qui, par cette raison, ne peuvent allaiter leurs enfants sans de vives douleurs, il faut les en frotter légèrement et souvent, sans craindre de rebuter l'enfant de têter; mais il ne faut pas négliger, chaque fois que l'enfant aura tété, d'essuyer le mamelon avec un linge propre, et de le frotter avec le baume, parce qu'il est très-ordinaire que la salive des enfants occasionne ces crevasses par son âcreté. Pour les coups que les femmes-nourrices, ou autres, peuvent recevoir aux seins, dont il résulte souvent des duretés, des tumeurs, suivies de vives douleurs, même de fièvres aiguës, ainsi que la perte ou l'expansion du lait, si l'on s'en aperçoit à temps, plusieurs frictions faites par jour, continuées pendant sept à huit jours, en appliquant chaque fois un linge chaud par dessus, suffiront pour parer à cet accident; mais dans le cas où l'on n'aurait pas pris à temps cette précaution, et qu'il y eût déjà abcès d'un ou plusieurs trous, il faudra les soigner exactement de la manière indiquée pour les plaies. Une femme enceinte qui voudra prendre la précaution de s'en frotter de temps à autre les seins, six semaines ou un mois avant ses couches, évitera, par ce moyen, toute enflure et crevasses, et procurera à son lait une circulation plus aisée et naturelle.

6° Pour les coliques des enfants nouvellement nés, il faut leur en frotter le ventre et particulièrement le nombril, deux fois par jour, en y appliquant ensuite un linge chaud; du baume, de la grosseur d'un pois, suffit pour chaque fois. Ces mêmes frictions opèrent également bien sur les personnes de tout âge, en y employant une double quantité de baume.

Dans les opérations citées aux articles 1 et 3, ainsi qu'au second paragraphe de l'article 5, il faut essentiellement observer de ne faire aucune application de linge sec, ou qui n'aurait pas été trempé dans le baume liquéfié, parce que le linge sec tire à lui la partie la plus essentielle et la plus subtile du baume dont la plaie se trouverait par conséquent privée, ce qui en retarderait la guérison.

Il se vend en boîte d'étain de 2 fr. et 4 fr. Les boîtes de 4 fr. contiennent 3 fois la quantité contenue dans les boîtes de 2 fr. Chaque boîte porte le nom et l'adresse gravés dans le métal.

EMPLOI

DU SIROP PECTORAL DE LEBRUN.

On doit prendre ce Sirop à jeun, une heure avant, ou une heure après chaque repas ; mais particulièrement le soir au moment de s'endormir pour la nuit. Sa dose, pour une personne adulte, est de deux à six cuillerées à bouche par jour, et pour un enfant, de deux à six cuillerées à café, dans du lait ou une tisane chaude de lierre terrestre, ou de fleurs de mauve, pour le soir, dans un lait de poule.

Il se trouve, ainsi que les deux médicaments ci-dessus, chez **C. Collas**, pharmacien-droguiste, à Paris, 8, rue Dauphine, et dans toutes les principales pharmacies des départements.

Prix, 1 fr. 25 c. le flacon.

EMPLOI

DES PILULES ÉCOSSAISES DE LEBRUN.

La dose est d'une pilule, deux, trois et même jusqu'à quatre, selon l'âge ou le tempérament. On les prend, soit le matin à jeun, soit en dînant, dans la première cuillerée de soupe, soit le soir, au moment de se mettre au lit. Cette dernière manière de les prendre est plus généralement employée.

Nous prévenons le public que nous possédons seuls la véritable recette de ces pilules, qui a été vendue à nos prédécesseurs, il y a plus de quatre-vingts ans. Notre recette, n'ayant été communiquée à personne, nous ne reconnaîtrons, comme véritables, que les pilules sortant de notre maison et portant extérieurement la signature de MM.

Lebrun & Renault

Pharmaciens, 8, rue Dauphine, à Paris.

Ces pilules sont contenues dans des boîtes de sapin. Prix, 2 fr.

Imprimerie de Pillet fils aîné, rue des Grands-Augustins, 5.